健康中国——中医药防治肿瘤丛书

林丽珠 主编

三师而行，
远离鼻咽癌

林丽珠 李佳殷◎编著

医师
厨师
禅师

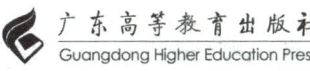

广东高等教育出版社
Guangdong Higher Education Press

·广州·

图书在版编目（CIP）数据

三师而行，远离鼻咽癌 / 林丽珠，李佳殷编著. —广州：广东高等教育出版社，2018.7（2020.4 重印）

（健康中国——中医药防治肿瘤丛书 / 林丽珠主编）

ISBN 978-7-5361-6179-5

Ⅰ. ①三… Ⅱ. ①林… ②李… Ⅲ. ①鼻咽癌-防治 Ⅳ. ①R739.63

中国版本图书馆 CIP 数据核字（2018）第 111662 号

好的课微信公众号　　　　好的课网

★特别说明：本书用到的视频请关注"好的课"微信公众号，注册并登录后，使用"扫一扫"扫描相应的二维码，即可获得视频资源。也可以打开网站"好的课"（www.heduc.com），在"学习资源"页面搜索"健康中国——中医药防治肿瘤丛书"，打开并下载。

出版发行	广东高等教育出版社
	地址：广州市天河区林和西横路
	邮编：510500　营销电话：（020）87553335
	http://www.gdgjs.com.cn
印刷	华睿林（天津）印刷有限公司
开本	787 毫米 × 1 092 毫米　1/16
印张	7
字数	104 千
版次	2018 年 7 月第 1 版
印次	2020 年 4 月第 3 次印刷
定价	28.00 元

（版权所有，翻印必究）

主编简介

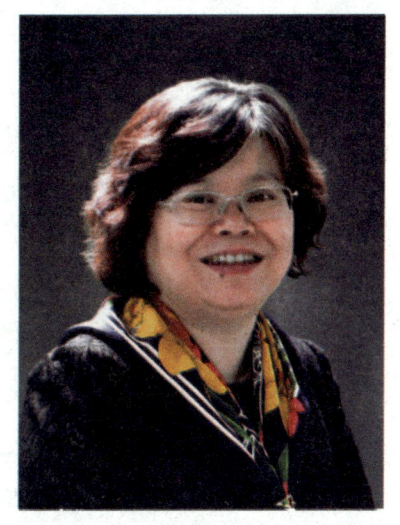

林丽珠，广东省汕头市人，广州中医药大学第一附属医院肿瘤中心主任、教授、博士生导师，肿瘤教研室主任，国内著名中西医结合肿瘤学专家。担任广东省重点学科中西医结合临床医学学科带头人，卫生部临床重点专科学术带头人，全国中医肿瘤重点专科学术带头人；国家食品药品监督管理局（CFDA）药物评审咨询专家；兼任世界中医药学会联合会癌症姑息治疗研究专业委员会会长，中国民族医药学会肿瘤分会会长，中国中西医结合学会肿瘤专业委员会副主任委员，中国康复医学会肿瘤康复专业委员会副主任委员，广东省中医药学会肿瘤专业委员会主任委员，南方中医肿瘤联盟主席等。主持国家"十五"攻关项目、"十一五"支撑计划及国家自然科学基金等课题20余项，获教育部科技进步一等奖等多个奖项。荣获"国务院政府特殊津贴专家""广东省名中医""广东省首批中医药领军人才""中国好医生""全国最美中医""广东省优秀临床科主任"等称号，2015年当选全国先进工作者，2017年当选党的十九大代表。

林丽珠工作30余年，始终坚持以患者为中心，倡导"中西结合、带瘤生存、人文关怀"理念，为无数晚期癌症患者带来生命的希望。科研上攻坚克难，硕果累累；教育上含辛茹苦，桃李满天下，带动岭南、辐射全国。构建肿瘤人文病房，成立肿瘤康复俱乐部，组建"天使之翼"志愿服务队，被誉为"让绝症患者不绝望的好医生"。

丛书主编

林丽珠　广州中医药大学第一附属医院

丛书编著者（按姓氏笔画排序）

左　谦　广州中医药大学
付源峰　广州中医药大学
朱　可　广州中医药大学第一附属医院
孙玲玲　广州中医药大学第一附属医院
李佳殷　广州中医药大学第一附属医院
肖志伟　广州中医药大学第一附属医院
余　玲　广州中医药大学第一附属医院
余榕键　广东省人民医院
张少聪　广州中医药大学第一附属医院
张景涛　广东省中山市陈星海医院
陈壮忠　广州中医药大学第一附属医院
林丽珠　广州中医药大学第一附属医院
林洁涛　广州中医药大学第一附属医院
胡　蓉　平安健康互联网医学中心
蔡陈浩　广州中医药大学第一附属医院
翟林柱　广州中医药大学第一附属医院

序
妙手起沉疴，慈心著丰篇

近闻林丽珠教授主编的"健康中国——中医药防治肿瘤丛书"即将付梓，我先睹为快，阅后觉耳目一新。

作为临床医生，平时忙于探索治疗疾病的优势方案以提高临床疗效，关注学术前沿以开拓治疗思路，有所心得写而为文，也多是专业论著，限于行内交流。如何向老百姓宣传医学的知识，使他们更加了解关于肿瘤的那些事儿，呵护宝贵生命，从而避免闻癌色变，进入防治误区呢？现代医学泰斗裘法祖院士曾说："让医学归于大众。"医生的职责不仅仅是治病，还应该肩负起普及医学知识的社会责任。但将高深芜杂之专业知识科普化、大众化，又岂是容易之事？林丽珠教授的众弟子，均为扎根一线的医生，驭繁成简，历经三载，呕心沥血，终成"健康中国——中医药防治肿瘤丛书"，开启了肿瘤防治知识科普化的新篇章。

21世纪以来，传染性疾病在很大程度上受到控制，由于人类寿命的延长，老龄化社会的到来，肿瘤疾病遂成为常见病、高发病之一，其流行形势严峻，病死率、致残率高，给个人、家庭、国家带来巨大的痛楚和压力。各国政府每年投入大量的人力、物力对肿瘤疾病进行研究。随着研究的深入，我们正逐步揭开肿瘤疾病的面纱，肿瘤防治也有了长足的进展。因此，2006年世界卫生组织将肿瘤疾病定义为一种慢性疾病，可防可治，许多肿瘤患者得到及时医治，生活质量大大提高，生存时间也得以延长，治愈的病例不胜枚举。

但在我国，由于健康教育的普及不够，老百姓对肿瘤疾病缺乏正确的防治意识，缺乏行之有效的防治常识。一旦生病，或病急乱投医，或自暴自弃，或讳疾忌医，或迷信民间偏方及保健品等，而对于正规医院的系统医治却有抵触之心，因此常常造成失治、误治、延治，屡屡给生命财产造成损失，无不让人扼腕叹息。

中医药学对肿瘤的防治历史悠久，源远流长，内容博大精深，具有完整的理论体系及丰富的临床实践经验。《黄帝内经》曰："是故圣人不治已病治未病，不治已乱治未乱，此之谓也。"明确提出了"预防为主、防治结合"的思想，该思想指导着中医药学千百年来的临床实践，积累了丰富的经验。在漫长的历史长河中，中医药学为炎黄子孙防治恶疾、延年益寿做出卓越贡献，所得经验如繁花散落于古籍之中，点缀了中国几千年的文明。

中华人民共和国成立以来，在继承历代医家运用中医药学防治肿瘤的临床经验上，广大中医药工作者发皇古义，去伪存真，并积极吸收现代医学防治肿瘤的知识，形成了新的中西医防治肿瘤理论。在该理论指导下，医务工作者积极利用一切手段防治肿瘤，并逐步形成和建立了中西医结合肿瘤防治体系，有利于提高中医对肿瘤疾病的防治水平，推广中医药在全球防治肿瘤领域的应用。

林丽珠教授为广州中医药大学第一附属医院肿瘤中心主任，行医三十余载，妙手仁心，大医精诚，诊治屡起沉疴，救人于癌肿苦痛之中。俗话说"授之以鱼，不如授之以渔"，林丽珠教授不仅重视临床实践，还身体力行做了许多防治肿瘤的科普推广工作。其与国医大师周岱翰教授合著的《中医肿瘤食疗学》出版后即一售而罄，2009年获广州市第二届优秀科普作品积极创作奖，为年度畅销书。林丽珠教授多次受邀主讲防癌科普知识，如"礼来网络大讲堂——肺癌患者教育""云山大讲堂——防治肿瘤·三师而行""治疗肿瘤，别把中医当成最后的救命稻草"等，受到广大民众的欢迎。

本套丛书从临床实践出发，注重通俗实用，就12个常见的肿瘤病种，结合临床病例，用生动有趣的语言，将深奥难懂的恶性肿瘤防治知识通俗化，矫正民众在对防治肿瘤的认识上存在的误区，从而学会正确合理防治恶性肿瘤的方法。

本丛书的出版对宣传肿瘤的防治意义非常，可供普通读者、医学生以及医务人员等参考，故乐为之序。

戊戌六月于羊城

目录

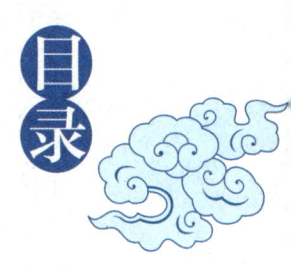

引子 ··· 1
  （一）当鼻咽癌悄然到来 ·· 1
  （二）鼻咽癌的危险信号 ·· 1

医师篇 ·· 5
  一、认识鼻咽癌 ··· 6
    （一）鼻咽的部位 ·· 6
    （二）正常人为什么会得鼻咽癌 ···································· 6
    （三）鼻咽癌会遗传吗 ·· 7
    （四）鼻咽癌到底会不会传染 ······································ 8
    （五）鼻咽癌有性别"歧视"吗 ····································· 9
    （六）鼻咽癌有疾病高发区和好发年龄吗 ···························· 9
    （七）鼻咽癌的癌前病变有哪些 ··································· 10
    （八）为什么得鼻咽癌的人越来越多 ······························· 11
    （九）得了鼻咽癌还能活多久 ···································· 12
    （十）该不该把病情告诉癌症患者呢 ······························· 13
    （十一）"江湖医生"和小传单、小广告可信吗 ······················ 15
    （十二）中医古籍中有关于鼻咽癌的记载吗 ·························· 16
  二、鼻咽癌的诊断和治疗 ·· 17
    （一）鼻咽癌的早期症状有哪些 ··································· 18
    （二）鼻咽癌与鼻炎应该怎么鉴别 ································· 19

（三）CT 检查能够确诊鼻咽癌吗 ………………………………… 20
（四）MRI 检查对鼻咽癌的诊断有什么作用 …………………… 21
（五）PET-CT 对于诊断鼻咽癌是必需的吗 …………………… 22
（六）鼻咽癌还有哪些检查方法 ………………………………… 22
（七）诊断和治疗鼻咽癌有必要做那么多检查吗 ……………… 23
（八）EB 病毒和病毒拷贝数跟鼻咽癌有关系吗 ……………… 24
（九）鼻咽癌主要的治疗手段有哪些 …………………………… 25
（十）鼻咽癌是不是也应该尽早手术 …………………………… 26
（十一）放疗对鼻咽癌的疗效如何 ……………………………… 26
（十二）得了鼻咽癌一定要使用化疗吗 ………………………… 27
（十三）鼻咽癌能不能用分子靶向药物治疗 …………………… 27

三、鼻咽癌的中医药治疗 …………………………………………… 28

（一）中医药能否用于治疗鼻咽癌呢 …………………………… 28
（二）中医药可与放疗和化疗联合使用吗 ……………………… 29
（三）中医药如何防治鼻咽癌化疗的副反应 …………………… 30
（四）化疗后总感觉手脚麻木的治疗 …………………………… 33
（五）化疗后出现静脉炎的治疗 ………………………………… 35
（六）中医药如何防治鼻咽癌放疗的副反应 …………………… 36
（七）鼻咽癌放疗后皮肤损伤的治疗 …………………………… 38
（八）鼻咽癌放疗后口腔黏膜炎的治疗 ………………………… 39
（九）中医药防治鼻咽癌分子靶向药物治疗的不良反应 ……… 40
（十）鼻咽癌的针灸治疗 ………………………………………… 41
（十一）中医到底有没有治疗鼻咽癌的秘方 …………………… 42

厨师篇 ……………………………………………………………………… 45

一、营养均衡，合理膳食 …………………………………………… 46

二、"食全食美"防肿瘤 …………………………………………… 47

（一）不偏食 ……………………………………………………… 47
（二）避免过量饮酒 ……………………………………………… 48

（三）减少脂肪摄入 48
　　（四）多吃水果和蔬菜 48
　　（五）多吃富含维生素A的食物 48
　　（六）少吃或不吃过分精制的食物 48
三、营养康复与治疗 48
　　（一）放疗后的营养 48
　　（二）化疗后的营养 49
　　（三）手术后的营养 49
四、中医食疗注重食物的性味 49
五、中医食疗食物配伍的宜忌 51
六、鼻咽癌辨证食疗方 52

禅师篇 63

一、精神因素在癌症发病中有什么作用 65
二、了解鼻咽癌患者的心理变化 66
　　（一）否认型 66
　　（二）恐惧型 67
　　（三）抑郁型 67
　　（四）偏执型 67
三、鼻咽癌患者的心理需求 68
四、作为家里的顶梁柱，得了鼻咽癌怎么办 69
五、应如何调整鼻咽癌患者的精神状态 70
　　（一）参加癌症康复沙龙 70
　　（二）积极的自我心理暗示 71
　　（三）多安排些积极向上、轻松愉悦的生活内容 71
六、家属应该如何对癌症患者进行心理护理 72
七、鼻咽癌患者的中医心理疗法与康复 73
　　（一）静心安神法 73
　　（二）言语开导法 73

（三）移情易性法 ································· 74

行者篇 ································· 75

一、按时作息，适时养生 ································· 76

二、适量运动 ································· 77

三、适宜的运动方式 ································· 79

（一）散步 ································· 80

（二）钓鱼 ································· 80

（三）登山 ································· 80

（四）站式八段锦 ································· 80

（五）五禽戏 ································· 83

（六）太极拳 ································· 85

四、尝试度假休闲 ································· 86

（一）度假休闲有助于释放不良情绪 ································· 86

（二）度假休闲能提升癌症治疗的效果 ································· 87

（三）度假休闲体现了医学人文理念 ································· 87

五、四季养生保健要穴 ································· 88

（一）春季的保肝要穴——太冲 ································· 88

（二）夏季的养心要穴——阴陵泉 ································· 88

（三）秋季的护肺要穴——迎香 ································· 89

（四）冬季的补肾要穴——肾俞 ································· 89

六、听音乐有益鼻咽癌康复 ································· 90

（一）什么是五音音乐 ································· 90

（二）五行音乐如何调节人的心情 ································· 91

（三）如何进行音乐治疗 ································· 93

七、癌症预防应当从哪些方面做起 ································· 94

附录 林丽珠教授教你如何煎中药 ································· 96

后记 ································· 101

引 子

（一）当鼻咽癌悄然到来

1989年因主演电影《焦裕禄》获金鸡奖最佳男主角奖和百花奖最佳男演员奖，1990年因主演电视剧《渴望》成为电视金鹰奖、飞天奖双料影帝，他就是著名演员——李雪健。

2001年11月，李雪健在拍摄电视剧《中国轨道》时，自觉身体不适，脖子似乎长了肿瘤，到医院检查发现罹患鼻咽癌。

拍摄完《中国轨道》以后，李雪健就因身患癌症淡出银幕，息影一年。康复后的李雪健并没有就此放弃他钟爱的演艺事业，重新回到镜头前，参与拍摄了《至高无上》《历史的天空》等影视剧。2013年他拍摄的电视剧《有你才幸福》在央视一套黄金时段热播，获得观众广泛的好评。他一直在为自己喜爱的演艺事业奋斗。

（二）鼻咽癌的危险信号

案例一： 张先生，43岁，在一家公司工作20多年了，工作勤勤恳恳，深受公司领导和同事们的喜爱。3个月前他在没有任何征兆的情况下开始出现左侧鼻塞，后来逐渐加重。因为张先生本身患有慢性鼻炎，他认为这只是鼻炎发作的表现，并没有引起重视。直到2个月前他开始出现鼻涕中带有血丝，且鼻腔内分泌物明显增多，有明显的臭味，这才到医院就诊。医生怀疑是鼻咽癌，就给他开了鼻咽镜检查，结果鼻咽镜发现后壁有一肿物，穿刺活检提示鼻咽非角化性未分化癌，医生立即建议他住院系统治疗。他的分期属于中期，目前正在医院进行同期放疗、化疗等治疗，鼻塞、鼻涕中带血等症状比之前已经好很多了。

案例二：周女士，39岁，是一名普通的工人，1年前在单位工作时出现头痛，疼痛呈持续性，不伴头晕，起初周女士以为是高血压的缘故，但测血压后发现在正常范围，但头痛却持续加重。过了几个月，周女士发现自己右眼看东西十分模糊，她本来是不戴眼镜的，但右眼视力在短期内由1.2下降到了0.1，这让她感觉十分奇怪，于是她到医院眼科就诊。眼科医生帮她检查并没有发现明显的异常，于是建议她做一个头颅核磁共振（MRI），结果发现鼻咽部有一个占位性病变，而且肿物已经侵犯到视神经了，医生立即建议她到肿瘤科治疗。经过放疗、化疗及中医药治疗后，周女士已经不再感觉有头痛，右眼的视力也恢复到了0.3，目前她还在继续治疗中。

案例三：林先生，48岁了，是某医院妇产科医生，被誉为"妇科圣手"，每天都要做好几台手术，经常工作到晚上八九点钟，非常辛苦，平时没有什么时间锻炼身体。1年前他感觉到左耳内总是有嗡嗡声，后来在擤鼻涕时感觉耳朵好像被什么塞住了，虽然是医生，但这些症状并没有引起他的重视。后来耳鸣逐渐加重，同事和家人都建议他到医院做全面检查，刚开始他坚决不同意，认为没什么问题，一直拖着。直到1个月前，他因为症状加重才去看了耳鼻喉科，耳鼻喉科医生检查他的外耳并没发现异常，但考虑到林先生的年龄和症状，就建议他查一下人类疱疹病毒（EB病毒）抗体，结果呈阳性，抗体滴度很高。后来他又做了鼻咽镜并取样活检，病理提示是鼻咽癌。现在，林先生还

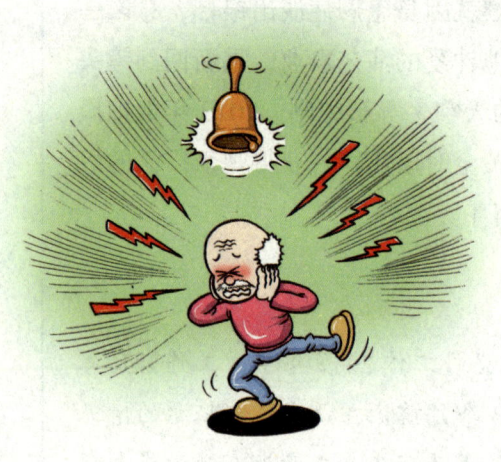

在接受系统治疗，他的耳鸣、听力下降并没有明显的改善。

案例四：谭先生，65岁，是烟草厂的一位退休工人，5年前退休后一直赋闲在家，平时偶尔出去钓钓鱼，身体还算不错。他从小右侧脖子上就可以摸到一个肿块，直径不到1厘米，质地很软，曾经去医院检查过，医生说可能是慢性炎症导致的淋巴结肿大，所以就没有关注它。3个月前谭先生的脖子迅速肿了起来，不到1个月肿物已经长到约5厘米，摸起来很硬，他和家人都感觉不对劲，于是立即到医院做了检查。颈部彩超提示淋巴结肿大，形态不规则，血流信号十分丰富，且除了这个比较大的肿物之外还可以看到很多成串的淋巴结肿大。医生建议他做鼻咽镜和头颈部MRI，结果提示是鼻咽癌合并颈部淋巴结转移，已经晚期了。

按 语

鼻咽癌是我国常见的恶性肿瘤之一，因其位置隐蔽，早期症状复杂，患者的表现差异大，病灶常侵犯鼻腔、鼻窦、耳部及颅底部位等，使得许多患者常表现出与渗出性中耳炎、鼻出血、颈淋巴结结核、鼻窦炎、三叉神经痛、动眼神经麻痹等疾病相似的症状，导致这些鼻咽癌患者多就诊于神经内科、颅脑科、眼科等，造成了对该病的误诊和漏诊。但是，在鼻咽癌早期往往出现一些不适症状，是疾病的危险信号，却没有引起人们的注意，我们应该从上面几个病例中获得一些启示。

危险信号之一：鼻塞、鼻流浊涕、涕中带血等。案例一中张先生的症状是较典型的鼻咽癌早期症状，譬如无诱因的情况下开始出现鼻塞、涕中带血、鼻腔内分泌物增多等，尤其是有慢性鼻炎、慢性咽炎等病史的患者更加要重视。

危险信号之二：头痛、视物不清、复视甚至失明。故事二中的周女士起病最主要的症状就是头痛，因头痛可以由多种原因产生，鉴别诊断困难，所以容易漏诊和误诊。鼻咽癌侵犯眼部或视神经后可出现视力障碍（甚至失明）、视野缺损、眼突、复视、眼球活动受限等，如果患者出现头痛合并视物不清，除了要警惕眼部疾病外，还要考虑鼻咽癌的可能。

危险信号之三：耳鸣、耳聋、耳内闭塞感。很多中老年患者都会有耳鸣的症状，单纯耳鸣很难联想到鼻咽癌。人的鼻咽部与中耳腔之间有左右两根相通的管道叫咽鼓管，鼻咽癌往往发生在咽鼓管开口附近，堵塞了在鼻咽部侧壁的咽鼓管开口，故鼻咽癌患者往往表现为患侧耳鸣、耳闷胀堵塞感、耳痛、听力下降，检查可见鼓膜内陷、鼓室积液等分泌性中耳炎的表现，结合患者出现鼻塞、涕血等情况，应高度怀疑鼻咽癌。

危险信号之四：颈部肿物短期内迅速增大，质地硬。因大部分鼻咽癌有分化差、生长快的特点，故颈部淋巴结转移概率高，鼻咽癌患者初诊时以颈部肿物为主诉的多达45%～50%，检查发现有颈淋巴结转移的70%以上。转移肿大的淋巴结常为颈深部上群淋巴结的前组或后组，呈进行性增大，质硬固定，无压痛，始为单侧，继之发展为双侧。对于质地硬、无压痛的颈部肿物短期内迅速增大要警惕鼻咽癌的可能。

以上几个案例给我们呈现了鼻咽癌发病的一些早期信号和典型症状，诸如鼻塞、鼻流浊涕、涕中带血，头晕头痛，视物不清、复视甚至失明，耳鸣、耳聋、耳内闭塞感，颈部肿物坚硬如石、推之不移，溃后渗流脓血、伤口难愈等，但临床上往往表现复杂，不一定都会出现书上所写的各类典型症状。当身体出现这些不适时，希望大家能够提高警惕，并及时到医院进行排查，检查的项目包括血清EB病毒检查、纤维鼻咽镜、头颈部MRI、全身PET-CT（正电子发射计算机断层显像）等，具体内容本书会在后面为大家详细讲述。当然，还得提醒大家，每年定期做一次全面的体检非常重要，尤其是老年人，有恶性肿瘤家族史的人，长期接触化学致癌物（如化妆品制造，冶炼，家居制造，铀矿开采、石棉开采等行业的有毒气体和粉尘）及核电辐射等人群，体检有助于我们早期发现、早期诊断、早期治疗。大量的临床实践证明，恶性肿瘤的预后关键在于能否早发现、早诊断，从而采取相应的治疗措施，按照目前的医疗水平，早期癌症患者有80%～90%是可以治愈的。所以定期体检是非常必要的，早期发现不仅能减少医疗费用，而且能显著提高治愈率，降低死亡率，对我们的健康意义重大。

医师篇

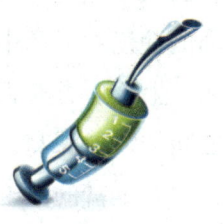

医师指导，合理用药
早期诊断，早期治疗
中西并重，早日康复

一、认识鼻咽癌

（一）鼻咽的部位

鼻咽上起颅底，下至软腭平面，是鼻腔后部的直接延续，向前经鼻后孔通鼻腔。鼻咽部包括顶壁、侧壁和后壁。顶壁向后下倾斜与鼻咽后壁相延续，侧壁和后壁由咽筋膜组成，咽筋膜自枕骨大孔前缘咽结节处起始，向外沿颞骨岩尖下表面向两侧延伸到达颈动脉管内侧，向前终止于翼内板的后缘。在鼻咽部侧壁正对下鼻甲后方，有一咽鼓管咽口，通中耳鼓室。在咽鼓管咽口前、上、后方有弧形的隆起称咽鼓管圆枕。咽鼓管圆枕的后方与咽后壁之间的纵形深窝，称咽隐窝，是鼻咽癌的好发部位。在鼻咽后上壁的黏膜内有丰富的淋巴组织，称咽扁桃体，幼儿时期较发达，6~7岁后开始萎缩，至10岁后差不多完全退化。

（二）正常人为什么会得鼻咽癌

鼻咽癌的发生有其特定的发病原因和发病机制，如果我们能够了解相关的知识，那么对于预防鼻咽癌就非常有利。鼻咽癌的发病因素是多方面的，目前认为以下因素与鼻咽癌的发生密切相关。

1. 遗传因素

现代的分子遗传学和分子生物学研究已经找到了一些与鼻咽癌发生发展相关的癌基因，发生染色体变化的主要是1、3、11、12和17号染色体。流行病学调查发现鼻咽癌高发区人群即使移居到海外，其发病率仍远远高于当地人。在临床中我们也经常发现一些家族型的鼻咽癌患者，因此有家族史者有必要定期到医院检查鼻咽部。

2. EB 病毒感染

EB 病毒（HHV-4）感染。多种研究发现 EB 病毒与鼻咽癌的发生发展密切相关，但是到目前为止还没有 EB 病毒致鼻咽癌的完整动物模型，因此认为 EB 病毒很可能是在遗传因素和环境因素的共同作用下发挥致癌作用。在临床上，EB 病毒抗体滴度的动态变化和监测，可以作为诊断、估计预后和随访监控的指标。EB 病毒检测阳性者也不要过分紧张，但应定期到医院检查鼻咽部。

3. 环境、食物因素

环境因素也是诱发鼻咽癌的一种原因。食用过多的咸鱼、腊味和腌制品等含亚硝胺类化合物的食物会诱发鼻咽癌。亚硝胺能诱发动物肿瘤已得到证实，例如用咸鱼喂养大白鼠可诱发鼻咽癌。另外，研究发现鼻咽癌高发区的饮用水中镍、铅含量高，而锌、铜和镉含量相对低；鼻咽癌高发区的大米中镍含量高，这些微量元素的改变也可能与鼻咽癌的发生有关。在鼻咽癌患者的头发中，镍含量亦高。动物实验表明，镍能促进亚硝胺诱发鼻咽癌。

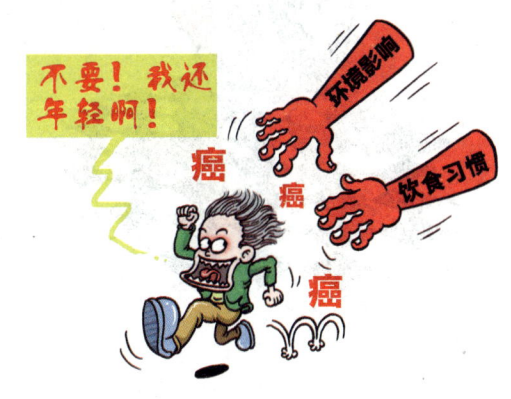

其他的环境因素还有芳香烃（吸烟）、甲醛、放射线等。

（三）鼻咽癌会遗传吗

鼻咽癌的发病因素中提到了遗传因素，很多人会问：父母得了鼻咽癌会遗传给子女吗？当家庭出现了一个癌症患者后，整个家庭都会惶恐不安。患者往往担心疾病会遗传给下一代，而家属则害怕自己迟早也会得癌症，从而忧心忡忡。甚至有人以没有癌症家族史作为婚姻选择的一个必要条件。

客观地说，鼻咽癌有一定的遗传倾向，但这并不是说它像其他遗传性疾病一样直接将癌症基因由父代遗传给子代，而是将容易得癌症的倾向性（易感性）遗传给下一代。这种遗传易感性只有在外界的多因素共同作用下，才会导致鼻咽癌的发生。简单地说，父母得了鼻咽癌，子女患癌的可能性会升高。专家建议有家族史的朋友要定期到医院检查鼻咽部，如果有鼻塞突然加重、清晨回吸鼻涕中带血等症状要高度警惕。

（四）鼻咽癌到底会不会传染

鼻咽癌会传染吗？这是很多患者向医生询问的一个问题，现实中也出现过一个家庭同时出现多个鼻咽癌患者，这也是有些人认为鼻咽癌会

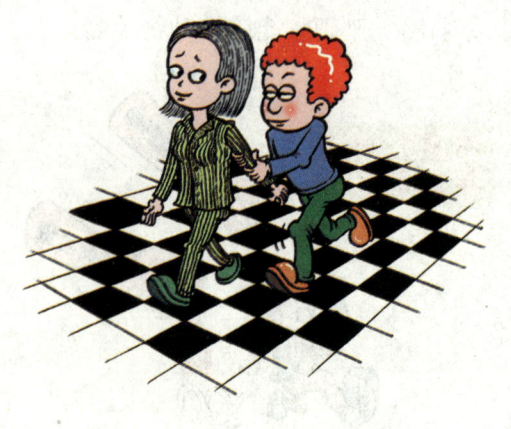

传染的原因。其实，从发现癌症到现在，从未有过癌症能够传染的记载和事实。另外，科学家们曾将患癌动物和健康动物长期关在一起，经过反复观察和检查，从未见有任何传染现象。在医院里，医务人员长期和癌症患者接触，但医生、护士的癌症患病率也不因此高于普通人。肿瘤细胞分裂速度是正常细胞的8～10倍，当癌细胞复制它的DNA并分裂增殖时，每个子细胞都带有相同的癌基因，随着癌细胞的不断分裂增殖，它在患者体内能够扩散和转移，但是并不会像细菌和病毒那样，由一个人传染给另一个人。目前世界上没有国家将恶性肿瘤列为传染病，因此患者及家属不需要恐慌。

近年来，夫妻、父子、兄弟姐妹同患癌症的并不少见，从流行病学研究结果来看，家人同患癌症的比例占癌症总发病率的5%左右。肿瘤与遗传有关，但肿瘤并不会直接遗传，肿瘤的发病取决于精神因素、环境因素、饮食因素及生活习惯等诸多后天因素和外界致癌物的综合作用。夫妻、儿女等家人长期生活在一起，如果饮食结构不合理、生活习惯不好，

会导致共同发病的概率增加。如果夫妻中有一方患癌，另一方势必会处于焦虑忧愁中，无论是在精神上还是在体力上，都承受着巨大的压力，这样也会造成其免疫功能下降，患病概率增加。

另外，多数鼻咽癌患者均携带着EB病毒，俗称"接吻性病毒"，它能诱发鼻咽癌的发生。EB病毒的传播途径主要是唾液交换，接吻为最常见的传播方式。其他传播途径还包括打喷嚏、咳嗽、共用餐具和输血等。感染EB病毒后人会出现头痛、发烧、肝脏肿大、腹泻等，症状一般会持续2~4周，但免疫力差的人症状会持续更久。总的来说，鼻咽癌不会像其他病菌一样发生传染，只是由于EB病毒的存在会增加鼻咽癌的诱发机会，但这并不能从根本上说明鼻咽癌具有传染性。

（五）鼻咽癌有性别"歧视"吗

鼻咽癌与其他的癌症不同，它更"钟情"于男士，总体男性的发病率比女性高2~3倍，个别地区甚至高10多倍。但是，在40岁以下的青壮年中男女发病率几乎相等，到了40岁以上男性发病率就明显高于女性，65岁以上的男性发病率就更高，因此中老年男性要高度警惕鼻咽癌的发生。

（六）鼻咽癌有疾病高发区和好发年龄吗

1. 鼻咽癌的高发区域

鼻咽癌具有明显的地区聚集性。在世界范围内，鼻咽癌高发于以下三个区域。

（1）中国华南地区及东南亚的一些国家。特别是广东中部的肇庆、佛山、广州和广西东部的梧州为全世界鼻咽癌最高发的地区，世界人口标化发病率为男30/10万，女13/10万，因此，鼻咽癌又有"广东癌"之称。据世界卫生组织（WHO）粗略估计，

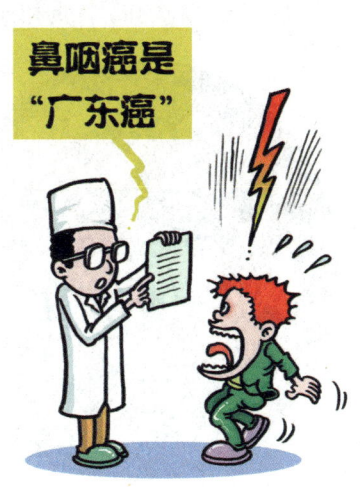

世界上 80% 左右的鼻咽癌发生在我国。

（2）加拿大西部及美国阿拉斯加州的爱斯基摩人，世界人口标化发病率为男 10/10 万，女 4/10 万。

（3）非洲北部及西北部的一些国家。

除此之外，世界上的绝大多数地区，鼻咽癌的发病率均在 1/10 万以下。

2. 鼻咽癌的发病人群分布

在世界三大人种中，黄种人为鼻咽癌的高发人群，又以中国人的发病率最高，黑种人次之，而白种人的发病率最低。高发区的居民迁居到低发区后仍保持着鼻咽癌的高发倾向。在世界各地鼻咽癌的发病率均以男性为多，男女性发病率之比为（2～10）∶1。40 岁以前两性的发病率差别不明显，40 岁以后差别明显。

在高发区和低发区内，鼻咽癌的发病高峰的年龄分布是不同的。在鼻咽癌的低发区鼻咽癌的年龄分布一般有两个高峰，一个为 10～19 岁年龄段，另一个为 50～59 岁年龄段。而在高发区一般是在 30 岁以后鼻咽癌的发病率明显上升，50～59 岁达高峰。

（七）鼻咽癌的癌前病变有哪些

癌前病变的本质和癌症发生过程一样尚未完全明了。恶性肿瘤的发生是一个逐渐演变的过程，人体上某些器官的一些良性病容易出现细胞异常增生，具有恶性变化倾向，这些异常增生具有癌变倾向的病变称为癌前病变。癌前病变有向癌症转变的可能性，但并不是所有的癌前病变都会发展成癌，所以我们既不能过度恐慌，也不能麻痹大意，要尽早诊治，把癌症转化的途径阻断。

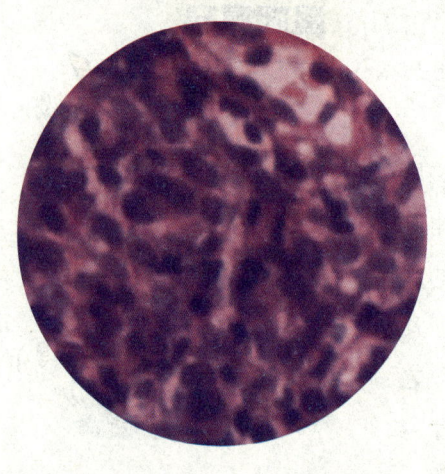

鼻咽癌的癌前病变主要通过病理检查确定,而病理检查一般要使用鼻咽镜取材。鼻咽癌的癌前病变包括鼻咽黏膜上皮的不典型增生和异形化生,还包括顽固性微小黏膜糜烂等。如果发生有上述问题,建议尽快到肿瘤科诊治。

(八)为什么得鼻咽癌的人越来越多

我国癌症统计数据最新、最权威的《中国肿瘤登记年报》结果显示,2010年全国新发癌症病例约312万,死亡人数约270万。平均每天8 550人被确诊患有癌症,即每6分钟就有1人被确诊为癌症;一生罹患癌症的概率为22%,即每5~6人中就有一个会患癌症。那人们不禁要问,为什么近些年癌症的发病率不断升高,患鼻咽癌的人也越来越多呢?

原因大致有以下几点。

1. 环境污染日趋严重

随着我国工业化发展进程的加快,环境污染也越来越严重。环境污染导致空气、水、食物等均受到影响,长期吸入雾霾、饮用被污染的水、进食不洁净的食物,均可使人体积累大量有害物质,这些有害物质在一定的条件下会诱发人体正常细胞发生突变,最终导致癌症的发生。

2. 不良的生活习惯

不良的生活习惯包括嗜好吸烟、酗酒,长期熬夜日夜颠倒,长时间使用电脑、手机等存在辐射的物品等,其中长期吸烟和酗酒是导致鼻咽癌发病率升高的最重要因素。我国每年因为吸烟而导致死亡的人数超过10万人,预计到2025年,我国每年将有200万人死于与吸烟相关的疾病,其中

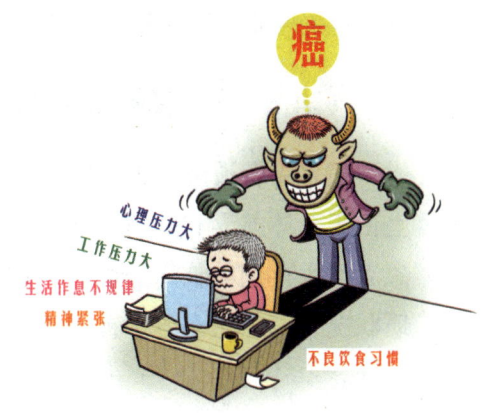

一半以上是癌症。统计数据显示，长期吸烟再加酗酒的人患鼻咽癌的风险是正常人的 10~15 倍。

3. 心理与精神压力过大

当今社会，很多人信奉工作至上的理念，为了升职加薪毫不爱惜自己的身体，生活作息紊乱，饮食结构不合理。每天都处于紧张的工作之中，容易出现焦虑、紧张等不良情绪。现在年轻人生活压力非常大，精神上一直处于持续的应激状态，久而久之会引起体内某些激素分泌的改变和植物神经功能紊乱，并导致人体免疫功能下降，再加上 EB 病毒感染等因素的影响，患鼻咽癌的概率也相应增加。

4. 营养失衡

现在人们的饮食结构越来越西方化，饮食多为高脂肪、高蛋白、低纤维素，进食粗粮极少，导致人体营养物质失衡，也在一定程度上导致鼻咽癌的发病率升高。

5. 体检的普及和诊断水平的提高

随着近些年人们生活水平的提高以及医学的不断发展，越来越多的人重视体检；另外医疗诊断水平不断提高，这使得原来很多未能发现的肿瘤患者被诊断出来，也是癌症发病率升高的一个次要原因。

（九）得了鼻咽癌还能活多久

很多患者被确诊为鼻咽癌之后就一直担心自己还能活多久，但实际上由于个体差异和病情的不同，生存期也相差很多。一般来说，鼻咽癌患者的生存期与临床分期、病理类型、治疗方法、饮食与生活情况、体质状况、精神状态等多种因素有关，其中影响最大的就是鼻咽癌的临床分期。

近年来,随着放疗技术的改进和众多抗肿瘤新药的上市,鼻咽癌患者的生存期得到了明显的延长。根据国际以及国内最新的统计数据,鼻咽癌Ⅰ期患者的5年生存率超过90%,也就是说有超过90%的患者经过正规的、系统的治疗可以活过5年以上。一般来讲,鼻咽癌复发与转移的高峰就是这5年内,如果5年内都没有复发或转移,那以后再次出现的概率就很低了,从某种意义上来讲,可以认为这些患者已经治愈,但是我们仍然强调这些患者要进行复查,防患于未然。随着分期的增加,患者的5年生存率逐渐下降,鼻咽癌Ⅳ期患者的5年生存率低于50%。因此,早期发现、早期治疗是改善预后的最关键因素。当然,分期相同的患者,一个接受系统全面的治疗,而另一个拒绝任何治疗,他们的生存期肯定也会有很大的差距。

专家建议患者不要总担心还能活多久,应该把注意力放在如何积极地治疗与面对人生,调整心态,相信在不久的将来会有越来越多有效的药物被研发出来,最终有一天我们能真正战胜癌症。

(十)该不该把病情告诉癌症患者呢

曾经有一位孝顺的儿子,在背着他的父亲进入肿瘤科病区住院的时候,在他父亲的头上蒙着一件雨衣,大家觉得非常奇怪,又没下雨,他这样做到底是为什么呢?后来大家才知道,他是为了不让他父亲看到病房门口"肿瘤科"三个字。像这样不想让患者知道自己得了癌症的情况,医生每天都要碰到不少,有人说他妈妈心眼小,知道了肯定不想活了;有人说他哥哥不知道病情,让医生千万要保密;更有甚者把他父亲手术的真实病理结果用纸盖上,复印了一份假的结果给医生看,为的是最开始询问病情的时候不让患者知道……

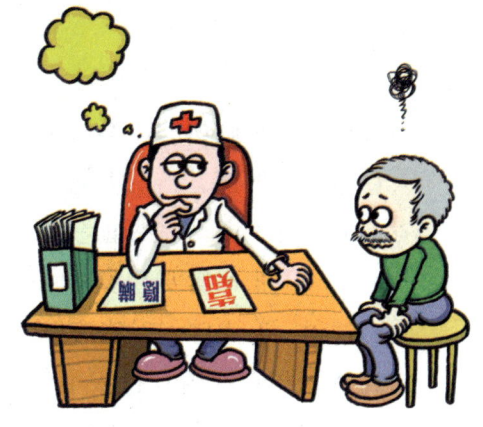

虽然癌症的预后已经大大地好于从前，许多癌症已经不是不治之症，但是确有一部分癌症的治疗仍十分棘手，人们对癌症的恐惧一时难以消除。一个人一旦被诊断为癌症，可造成沉重的精神负担，因此会迅速沉沦下去，经受着疾病和精神上的双重折磨。许多患者常常被精神上的打击所击倒。所以在得知亲人患癌症后，人们为了减少患者精神上的刺激，不自觉地对患者进行消息封锁，生怕露出蛛丝马迹，因而当着患者面是一套，背后是另一套。患者往往在不祥的气氛中开始猜疑，这种探密而得到的"消息"在患者心理上形成更为悲哀、更为消极的心理障碍。

从减轻患者的思想负担出发，对癌症患者的适度保密是必要的。这样可以免除患者思想上的压力，有利于静心休养治疗。但是，有些癌症患者需要手术，甚至有些还要进行破坏性的手术或放疗、化疗等，这些治疗是不可能不让患者知道的，而在治疗前让患者知道自己的病情，了解这种治疗的必要性，得到患者的许可，也是尊重人权和体现人道主义精神的表现。

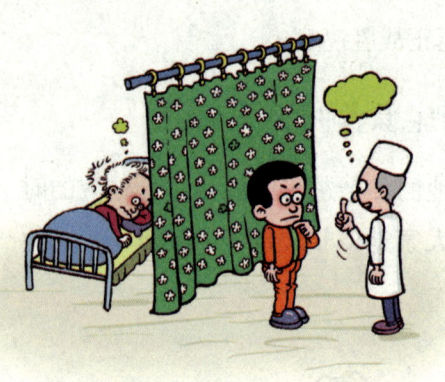

患者知道实情后，可以按照医生的要求主动地配合治疗及治疗后的康复工作。如果一个患者不能从医生那里获得准确的信息，也不能从家属口中探听到有关自己病情的可靠消息，他就会从病友、护士或其他医生那里探听消息，而这些信息往往是不确切的、不可靠的。如果患者不能得到确切的、全面的有关自己疾病的信息，就不能做出正确的选择。很多患者家属常常抱怨患者不配合治疗，而这往往是其隐瞒病情的结果。

专家主张家属要逐步地、适当地将病情告诉患者，让患者有一个接受的过程。有人曾经对癌症患者做过调查，绝大多数患者愿意知道自己的病情真相和在治疗过程中病情的变化。这样做有利于和医生密切配合，有利于安排或处理工作上、生活上和家庭里的各种事情。在适当的时机,以合适的方式向患者如实地介绍病情已越来越被肿瘤科医生和患者所接受,对患者说明患病的一般知识,包括病因、症状及预后,具有针对性地做科学的解释,以消除患者疑虑和使其安心接受治疗,对患者及其治疗无疑是有利的。

(十一)"江湖医生"和小传单、小广告可信吗

近些年来,在电视上、网络上、广播里充斥着各种"国际最新研究成果""纯天然抗癌药物""抗癌神方""癌症患者福音"等药物广告,甚至在医院的病房和走廊里,经常有人投放一些小传单、小广告,上面都是宣传各种抗癌新药的信息,其种类繁多,看完让人不免眼花缭乱,对于治疗缺乏信心的患者和其家属也许就想尝试一下,毕竟医院的效果也不是那么理想,但它们真的可行吗?

答案是否定的。以前笔者曾经碰到过这样一件事,病区的几个患者听说某地来了一个专治癌症的"神医",不用和患者见面,只要知道患者的症状就能开出"神方",保证药到病除。医生听说了之后劝患者不要上当,但是由于求医心切,患者并没有听进医生的劝告,几天之后每人带回了一大包药散,每包都要五六千元。吃了几天的药,这几个患者的病情不但没有改善,反而出现了白细胞减少和肝肾功能损害,经过鉴定发现原来他们服用的药散里含有三氧化二砷和亚胺醌等物质,这些都是抗癌西药中的老药,因为疗效不确切且副反应剧烈,现在已经基本上不用了,患者和家属听到这个消息才知道上当了。

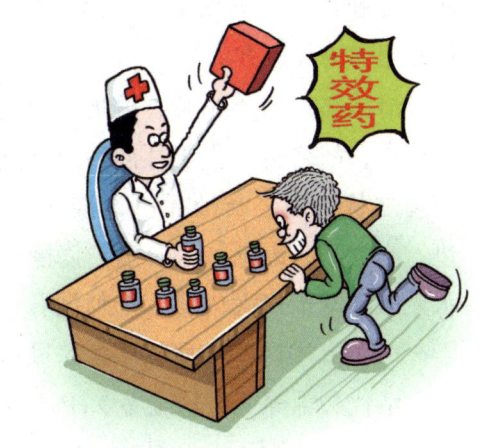

癌症是一大类疾病,即使是同一个部位的癌症,病理类型也千差万别,治疗的方法、效果和预后也差别很大。比如

鼻咽癌适合做放疗、早期肝癌应该手术、小细胞肺癌应该化疗等。即使同样是药物治疗，也要从成百上千种抗癌药物中精心挑选出几种，再结合患者体质和疾病的特点，组合成适当的方案进行治疗。尽管如此，也不是所有的方案都有效，怎么可能会有一种包治各种癌症的"神药"呢？虽然这些药有的真有批准文号，但作为外行的患者和家属，仅仅凭宣传单上的介绍，就敢把药物用在自己和亲人的身上吗？如果因为"好心办坏事"导致患者病情加重甚至病入膏肓，还能有机会纠正吗？

（十二）中医古籍中有关于鼻咽癌的记载吗

古代中医并没有"鼻咽癌"这个病名，但古代医家在长期的临床实践中，积累了不少类似鼻咽癌症状和转移灶体征的描述，如文献记载的"控脑砂""失荣"等。明代陈实功《外科正宗》说："失荣者，……其患多生肩之以上，初起微肿，皮色不变，日久渐大，坚硬如石，推之不移，按之不动；半载一年，方生阴痛，气血渐衰，形容瘦削，破烂紫斑，渗流血水。或肿泛如莲，秽气熏蒸，昼夜不歇，平生疙瘩，愈久愈大，越溃越坚，犯此俱为不治。"此处对鼻咽癌颈部淋巴结转移的症状有较详细的描述。又曰："失荣者，先得后失，始富终贫；亦有虽居富贵，其心或因六欲不遂，损伤中气，郁火相凝，隧痰失道，停结而成。"指出鼻咽癌的发病与情志密切相关。治疗拟和荣散坚丸，"和荣散坚丸治失荣症，坚硬如石，不热不红，渐肿渐大者服"。至今仍是治疗鼻咽癌颈部痰凝瘰疬的代表方。

清代高秉钧《疡科心得集》中则指出失荣"如树木之失于荣华，枝枯皮焦，故名也。生于耳前后及项间，初起形如栗子，顶突根收，如虚痰瘤之状，按之石硬无情，推之不肯移动，如钉着肌肉者是也。不塞垫，不觉病，渐渐加大，后遂隐隐疼痛，痛着肌骨，渐渐溃破，但流血水无脓，渐渐口大内腐，形似湖石，凹进凸出，斯时痛甚彻心，胸闷烦躁……"上述这些典型临床症状极似现代医学中的鼻咽癌颈部淋巴结转移。清代吴谦等《医宗金鉴》中曰："鼻窍中时流色黄浊涕。宜奇授藿香丸服之。若久而不愈，鼻中淋沥腥秽血水，头眩虚晕而痛者。必系虫蚀脑也，即名控脑砂。"指出鼻流浊涕、日久不愈，可发展至出现鼻流腥秽血水、头眩头痛、眼睑下垂等症状。

中药可以用于治疗鼻咽癌，而且应该尽早使用，贯穿鼻咽癌治疗的整个过程。只有通过中西医结合的方式治疗，患者才能获得更好的生存质量，取得更好的疗效。

二、鼻咽癌的诊断和治疗

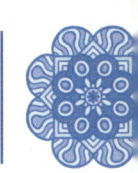

因鼻咽部位置隐蔽，症状复杂，容易误诊和漏诊，早期发现、早期治疗对鼻咽癌患者具有十分重要的意义。近年来，随着诊疗技术的进步，已有相当多的鼻咽癌患者经过合理的治疗获得了长期的生存，且生存质量很高。

下面我们从一位40多岁的中年人的抗癌经历来了解鼻咽癌的诊断与治疗。

林先生是一家跨国集团的高管，平时经常要外出陪客户应酬，但是他坚持锻炼，身体一直都不错。可是从2007年开始，林先生经常感觉头痛，他本身就有慢性鼻炎，因此轻微的疼痛并没有引起他的重视。过了几个月，他开始出现鼻塞和鼻涕中带血的情况，并且逐渐加重，在同事们的建议下去医院看病，医生给他开了鼻咽镜的检查，结果发现鼻咽部顶后壁有一块肿物，表面凹凸不平，且有渗血，病理活检提示为：鼻咽分化型非角化性癌。EB病毒二项均为阳性，EB病毒拷贝数为 $1.9×10^6$ 拷贝/毫升。在医生的建议下，林先生于2007年6月开始做调强适形放疗，同期配合多西他赛＋顺铂＋氟尿嘧啶方案化疗，

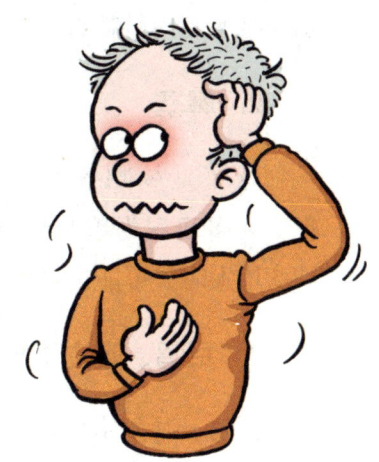

但放疗、化疗后林先生自觉胃口、睡眠等一直较差。2009年8月林先生因为全身酸痛再次就诊，查发射型计算机断层扫描（ECT）发现全身多发骨转移，予局部放疗及使用唑来膦酸后症状改善，但ECT提示肿瘤代谢仍活跃。为了进一步控制肿瘤复发及转移，林先生一直坚持看门诊吃中药，至今已有3年多，多次复查鼻咽镜局部未见肿瘤复发，骨转移病灶代谢受抑制，EB病毒拷贝数降至1 000拷贝/毫升以下，胃口、睡眠改善，体重增加，现在已正常工作，又恢复了以往的幸福生活。

（一）鼻咽癌的早期症状有哪些

鼻咽癌虽然发病隐匿，但还是有一些常见的早期症状，如果出现下述症状，大家就应该警惕，并尽早去医院就诊排查。

1. 涕血

涕血是鼻咽癌的早期症状，表现为鼻涕中带血，或表现为从口中回吸出带血的鼻涕，又称为回吸性痰中带血。涕血常发生在早晨起床后。涕血量不多时，经常被患者忽视，误认为是鼻炎或鼻窦炎，或被当作咯血到内科就诊。

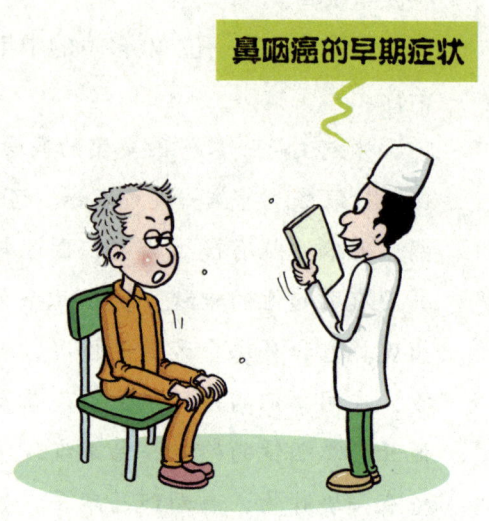

鼻咽癌的早期症状

2. 鼻塞

鼻塞是鼻咽癌另一个早期表现。大多表现为单侧鼻塞。当鼻咽肿瘤增大时，可能出现双侧鼻塞。

3. 耳鸣、听力下降

耳鸣、耳闷塞感及听力下降也是鼻咽癌的早期信号。该症状是由于鼻咽癌新生物堵塞患侧咽鼓管口所致。听力降低也可能是鼻咽癌进一步恶化损伤听力神经所致。耳鸣和听力下降常被误诊为中耳炎或是其他疾病,以致耽误治疗。

4. 头痛

初诊鼻咽癌时,大约70%的患者有头痛症状。鼻咽癌的头痛症状常表现为偏头痛、颅顶枕后或颈项部疼痛。鼻咽癌头痛大多与癌组织侵犯颅底骨质、神经和血管有关。

5. 颈部淋巴结肿大

不少鼻咽癌患者往往是自己无意中在脖子上触摸到"包块"而就医的。这种"包块"其实是肿大的淋巴结。鼻咽癌患者的颈部淋巴结肿大,常被误诊为炎症。对于经消炎治疗无缩小,甚至持续迅速增大的颈部肿块,尤其是质地较硬、活动度差、多个互相融合成团的无疼痛颈部肿块,更需要及时就诊。

(二) 鼻咽癌与鼻炎应该怎么鉴别

有些鼻咽癌患者在抱怨,明明刚开始出现的症状和鼻炎的症状一模一样,怎么到后来去医院做检查时就成了鼻咽癌呢?这是因为患者把鼻炎和鼻咽癌的一些症状给混淆了。鼻炎患者有经常感冒的病史,鼻塞呈交替性、间歇性,并与体位有关,侧卧时下侧鼻塞加重,另一侧通气良好;而鼻咽癌一般开始为一侧鼻塞,随着肿瘤的不断增大,鼻中隔被挤向对侧而出现双侧鼻塞,呈进行性、持续性。

中年以上的人如果出现鼻出血伴有鼻塞、耳闷、鼻涕恶臭时,应考虑恶性肿瘤的可能。如果有家族

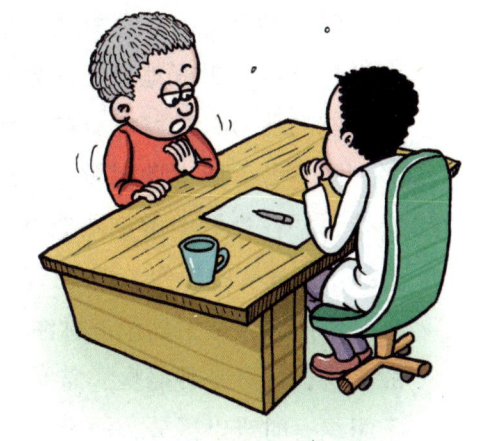

史，且持续出现鼻塞或鼻出血症状，应高度警惕。另外，30%～40%的鼻咽癌患者有鼻涕带血的症状，大多数是在清晨洗漱时发生，这是典型的鼻咽癌早期表现。

目前患鼻炎的人越来越多，而且年龄趋向低龄化。鼻炎患者正在逐年增加，其对人体的危害更不容忽视，得了鼻炎一定要到正规医院及时治疗，千万莫让鼻炎发展酿成大病。同时应做好鼻咽癌的预防工作，尽量避免呼吸道病毒感染、戒烟、戒酒，同时避免有害烟雾吸入，如杀虫气雾剂等。

（三）CT 检查能够确诊鼻咽癌吗

CT 即电子计算机断层扫描，它是利用精确的 X 线束与灵敏度极高的探测器一同围绕人体的某一部位做一个接一个的断面扫描，具有扫描时间快、图像清晰等特点，可用于多种疾病的检查。

它的工作原理是根据人体不同组织对 X 线的吸收与透过率的不同，应用灵敏度极高的仪器对人体进行测量，然后将测量所获取的数据输入电子计算机，电子计算机对数据进行处理后，就可摄下人体被检查部位的断面或立体的图像，发现体内任何部位的细小病变。与 X 线图像相比，CT 的密度分辨力更高，可以更好地显示由软组织构成的器官，如脑、脊髓、纵隔、肺、肝、胆、胰以及盆部器官等，并在良好的解剖图像背景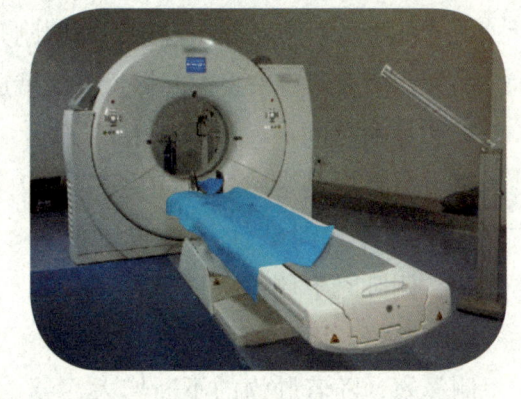上显示出病变的影像。CT 检查分为平扫和增强，平扫是普通的扫描，增强是使用高压注射器经静脉注入水溶性有机碘剂后再行扫描的方法。一般来讲，怀疑是肿瘤疾病需要进行增强扫描，这是因为平扫时肿瘤与正常组织有时难以区分，而增强扫描使血内碘浓度增高后，器官与病灶内碘的浓度可产生差别，形成密度差，可使病灶显影更为清楚，这也是医生建议大家做增强扫描的原因。

CT 对鼻咽癌的诊断很有价值，它可以发现很多早期的微小病灶，并可测量肿瘤的大小，判断其对周围组织有无侵犯等，是鼻咽癌诊断与治疗后复查必不可少的工具。但是，单纯依靠 CT 检查是不能够确诊鼻咽癌的。这是因为 CT 虽然可以发现鼻咽部的肿物，并根据肿物的形态，在增强扫描的不同时期肿物的显影差异判断肿物的良性或恶性，但是其只能高度怀疑或提示鼻咽癌的可能，鼻咽癌的确诊一定要依靠病理检查。在临床上经常见到 CT 怀疑是鼻咽癌，但最后病理确诊是良性病变的情况。因此，虽然 CT 对鼻咽癌的诊断很重要，但是并非 100% 可靠，最终的确诊一定要通过肿物活检取得病理结果。

（四）MRI 检查对鼻咽癌的诊断有什么作用

MRI 是断层成像的一种，利用原子核自旋运动的特点，在外加磁场内，经射频脉冲激发后产生信号，用探测器检测并输入计算机，经过计算机处理转换后在屏幕上显示图像。MRI 对于鼻咽癌的诊断价值在一定程度上优于 CT，主要是因为：① MRI 有高于 CT 数倍的软组织分辨能力，它能敏感地检出组织成分中水含量的变化，故常可比 CT 更有效和早期地发现鼻咽部病变。② 对于鼻咽癌对颅底、颅神经的侵犯，MRI 显示得比 CT 更清晰更准确。③ MRI 无骨性伪影，可排除颅骨等对鼻咽部病灶影像的干扰，并可随意做直接的多方向切层，对肿块、淋巴结和血管结构之间的相互鉴别方面优于 CT。④ MRI 对人体没有电离辐射损伤。

头颈部 MRI 对鼻咽癌的诊断十分重要，但是它和 CT 一样，只能通过医生肉眼对影像的辨别来诊断，这种诊断依靠医生的经验，只能高度怀疑或提示鼻咽癌的可能，不能作为鼻咽癌确诊的依据，鼻咽癌确诊一定要进行病理检查。

MRI 也有很多不足之处，最主要的是它扫描所需的时间较长，一般需半小时左右，而 CT 几分钟就可以做完，因而对一些不配合的患者检查十分困难。另外，体内留有金属物品者、带有心脏起搏器者等不宜接受 MRI 检查，这是因为 MRI 检查有强大的磁场，会导致体内金属物品及心脏起搏器移位，严重者会危及生命。

（五）PET-CT 对于诊断鼻咽癌是必需的吗

PET-CT（正电子发射计算机断层显像）是将 PET 与 CT 融为一体而成的功能分子影像成像系统，既可由 PET 功能显像反映鼻咽部占位性病变的生化代谢信息，又可通过 CT 形态显像进行病灶的精确解剖定位，并且同时全身扫描可以了解整体状况和评估转移情况，达到早期发现病灶的目的，同时可了解肿瘤治疗前后的大小和代谢变化，肿瘤的活性及代谢情况。

PET-CT 显像可用于评价鼻咽癌放疗、化疗的疗效，对治疗后肿瘤残余和复发的诊断明显优于 CT。

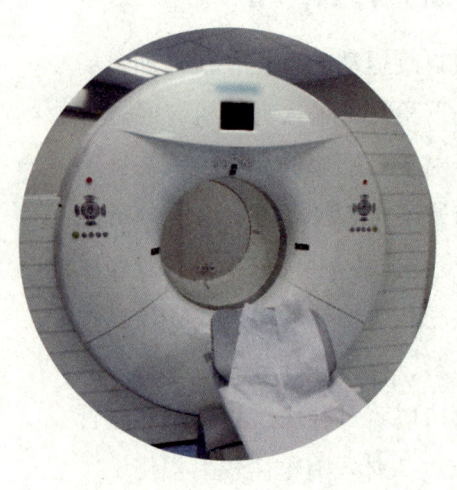

但是，PET-CT 鼻咽癌临床诊断的敏感性和特异性还需进一步提高，因分化较好的鼻咽癌由于肿瘤细胞内含有一定水平的葡萄糖 -6- 磷酸酶，可将进入肿瘤细胞并经己糖激酶催化生成的 6- 磷酸 -18F-FDG 水解，去掉 6- 磷酸生成 18F-FDG，18F-FDG 可通过细胞膜被肿瘤细胞清除，PET 显像无 18F-FDG 积聚，出现假阴性结果。因此，对于鼻咽癌 18F-FDG 的 PET 显像价值有限，其灵敏度为 70%～80%，且费用昂贵，多数地区尚未纳入医保报销范围。另外，其还具有一定的放射性，在我国大多数基层医院尚未普及应用，因此，不推荐其作为鼻咽癌诊断的常规检查方法，但可作为其他手段的补充。

（六）鼻咽癌还有哪些检查方法

目前鼻咽癌的检查方法除了 CT、MRI 和 PET-CT 以外，主要有血清 EB 病毒抗体检测、鼻内镜、鼻咽组织穿刺活检、颈部淋巴结穿刺活检等，其中鼻内镜和鼻咽组织穿刺活检是最为重要的检查方法。鼻内镜包括后鼻镜和纤维鼻咽镜，是一种能对鼻腔进行详细检查的光学设备，一般用的是硬管镜，有0°～90°不等的角度，由于它有良好的照明，加之本身比较细（直径只有2.7～4.0毫米），可以很方便地通过狭窄的鼻腔和鼻道内的结构来对鼻腔和鼻咽部甚至鼻窦内部结构进行检查。在进行这种检查时，首先要选用1%的麻黄素溶液收缩鼻黏膜的毛细血管，从而起到鼻道扩张的目的，然后再选用2%的利多卡因溶液进行鼻道的表面麻醉，经过这些处理后患者进行检查并不会痛苦。它是诊断鼻咽癌和其他鼻咽部疾病的重要手段。后鼻镜如果见到咽隐窝及鼻咽顶前壁的小结节或肉芽肿样隆起，表面粗糙不平，易出血，则应高度怀疑鼻咽癌。纤维鼻咽镜较后鼻镜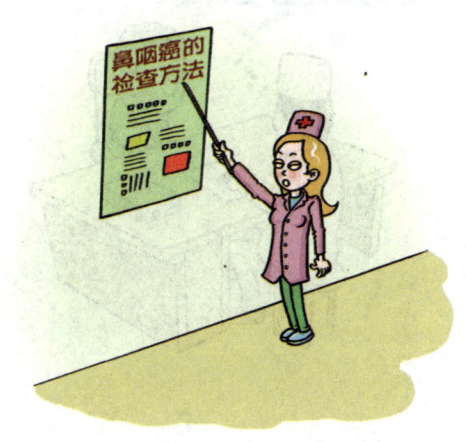更有利于发现早期微小病变，尤适用于咽反射亢进或张口困难的患者。通过纤维鼻咽镜，医生可以清楚地看到患者鼻咽部的外形，局部有没有隆起和肿物。对于鼻咽部异常的患者，在纤维鼻咽镜检查的同时一定要取鼻咽部的组织进行病理活检，确定病理类型，即使同为鼻咽癌，病理类型也千差万别，治疗的效果也相差很大，因此病理检查才是鼻咽癌诊断的"金标准"。

（七）诊断和治疗鼻咽癌有必要做那么多检查吗

很多患者和家属觉得医生开了一大堆的检查单，有很多都是不必要的，但其实不然。实际上肿瘤的诊断分为以下几个步骤。

首先，是定性诊断，就是确定到底是不是肿瘤。这不仅需要从正面认定是肿瘤，还要排除很多与之相似的疾病。比如诊断鼻咽癌就要排除鼻咽部慢性炎症、鼻咽结核、腺样体增生等疾病，这就需要做鼻咽部CT、MRI等检查。这些检查只能大致判断是否存在肿瘤以及肿瘤的良性或恶性，但具体的肿瘤组织类型还需要做鼻咽镜取病理活检才能诊断。

其次，如果是恶性肿瘤，一定要明确是否存在其他脏器的转移，这就避免不了对其他脏器的影像学和其他检查。比如，鼻咽癌容易出现锁骨上淋巴结转移，这就需要做彩超或 CT 明确诊断；为了排除鼻咽癌侵犯颅底和脑转移，又要做头颅的 CT 或 MRI 协助诊断。

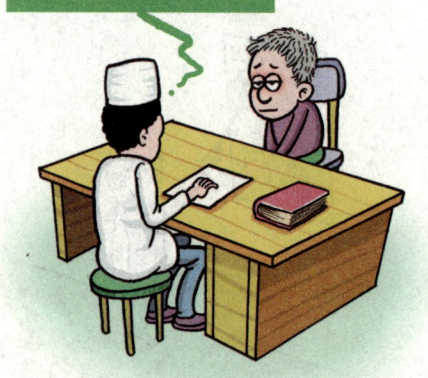

再次，由于每个人的体质和身体状况各不相同，要搞清楚各个脏器的功能如何，能否耐受手术、放疗或化疗，或根据这些检查选择最合适的药物，制定合适的化疗方案等，这些都需要不断地进行血常规、生化、凝血功能等检查。在治疗的过程中，医生需要根据检查结果不断调整治疗方案，并处理药物发生的不良反应。所以患者会发现不仅在治疗前要做很多检查，在治疗的过程中也要不断地做检查。其实治疗结束后检查也是不能停止的，因为复诊的时候还要做检查了解肿瘤是否转移和复发，因此做适当的检查是必要的。

（八）EB 病毒和病毒拷贝数跟鼻咽癌有关系吗

EB 病毒是一种 DNA 致瘤病毒，属于疱疹病毒家族成员，目前研究认为 EB 病毒与鼻咽癌的发生发展密切相关，EB 病毒很可能是在遗传因素和环境因素的共同作用下发挥致癌作用的。在多数鼻咽癌患者的血清中可检出高效价 EBV 抗原（主要是 HCV 和 EA）的 lgG 和 lgA 抗体，且 EB 病毒的 DNA 拷贝数会升高，因此在检测到 EB 病毒抗体阳性和病毒 DNA 拷贝数升高的情况下要警惕鼻咽癌的发生，最好做鼻咽镜检查，但是这些指标与鼻咽癌并不是一一对应的关系，不用过分紧张。另外，EB 病毒 DNA 分子水平与患者的总生存率有关，患者血清中 EB 病毒的 DNA

分子水平也可以反映治疗后残余瘤的负荷情况。结合林先生的案例,在治疗前 EB 病毒拷贝数高达 1.9×10^6 拷贝/毫升,但治疗后降至 1 000 拷贝/毫升以下,说明经过治疗林先生肿瘤负荷明显减少。

(九)鼻咽癌主要的治疗手段有哪些

鼻咽癌的治疗手段主要包括放疗、化疗、中医药治疗、免疫治疗和生物治疗等,目前鼻咽癌的治疗主要推荐放疗、化疗与中医药联合综合治疗,下面我们将简略地为大家介绍这三种治疗手段。

鼻咽癌在病理上大部分为鳞状细胞癌,公认的首选治疗方法是放疗,目前的放疗设备主要是直线加速器,由于普通放疗并发症较多,一般推荐采用三维适形放疗或调强放疗。

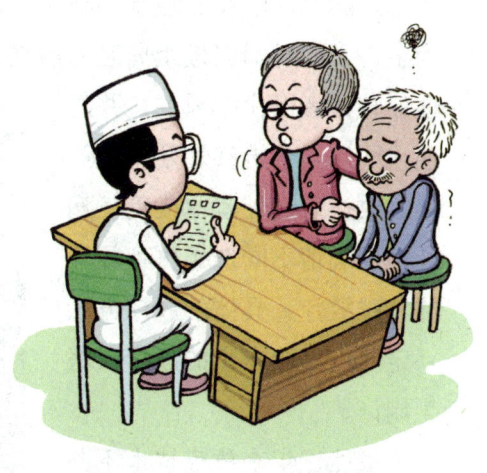

由于大部分鼻咽癌恶性程度高、生长快,容易出现淋巴结转移或血道转移,约 75% 的患者在确诊时已属于晚期(Ⅲ期、Ⅳ期),病期愈晚,远处转移机会愈多,预后亦愈差。放疗是一种局部治疗方法,不能预防远处转移,因而放疗与化疗联合,可以使肿瘤缩小或消灭,提高治疗效果。常用的化疗方案包括顺铂 + 氟尿嘧啶、多西他赛 + 顺铂 + 氟尿嘧啶等。

中医药治疗在鼻咽癌的治疗中同样占据着非常重要的地位。通过中医的整体观和辨证论治合理地使用中草药与中成药,一方面可以提高放疗和化疗的疗效,延长生存期;另一方面可以减轻放疗、化疗的毒副反应,改善患者生存质量;此外还可以预防肿瘤复发和转移,使患者长期生存。因此专家推荐中医药应在鼻咽癌早期应用,并全程贯穿于鼻咽癌的整个治疗过程。

（十）鼻咽癌是不是也应该尽早手术

鼻咽部位于头颅中央，周围毗邻重要的血管、神经、颅脑及颌面骨，结构复杂，且位置隐蔽深在。外科显露困难，难以按肿瘤外科手术原则整块切除。同时手术创伤大，目前尚无一损伤小、暴露清晰的手术进路。且鼻咽癌多为低分化的鳞状上皮细胞癌，极易发生颈部淋巴结转移和远处转移，手术不易清除干净，而大部分鼻咽癌患者对放疗敏感，所以不同于其他恶性肿瘤，手术并不是鼻咽癌治疗的首选。

（十一）放疗对鼻咽癌的疗效如何

由于鼻咽癌的解剖学特点和生物学特性，放疗是目前鼻咽癌治疗的首选。病变局限在鼻咽壁的早期病例可给予单纯体外放疗或以体外放疗为主，必要时辅以近距离腔内后装放疗。晚期患者可放疗加化疗。已有远处转移者以化疗为主，并先期或同期给予转移灶姑息性放疗。放疗后病灶残留或复发病灶根据病情不同选择再程放疗或特殊放疗，具体的放疗方案一定要由经验丰富的放疗科医生制订。

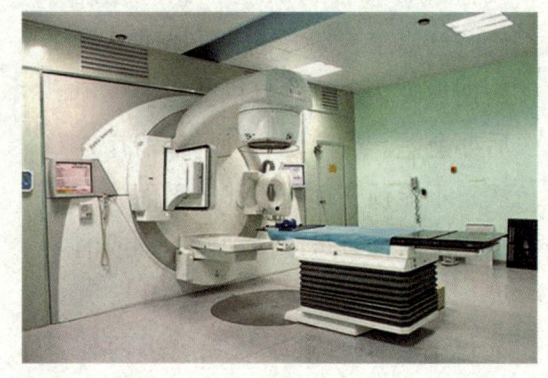

虽然近年来放疗技术不断提高，早期患者单纯放疗的5年生存率已升至60%以上，但中晚期患者仅为10%～30%。这与放疗其本身难以解决的问题有关：如具放射抗拒作用的乏氧细胞的存在，放疗、化疗难以将癌细胞全部杀灭；放疗对鼻咽癌患者机体免疫功能的抑制作用等。这些问题的存在极大地限制了放疗远期疗效的提高，因此只有进行以放疗为主的综合治疗才有望进一步提高疗效。

（十二）得了鼻咽癌一定要使用化疗吗

得了鼻咽癌不一定要使用化疗。对于部分早期的鼻咽癌患者，单纯放疗即可达到临床治愈的目的，此时是不需要做化疗的，但这样的患者相对较少。而对于大部分患者，单纯放疗近期疗效尚可，但远期疗效不佳，治疗失败的主要原因为远处转移和局部区域复发。近年来有多项研究表明，鼻咽癌远处转移者通过化疗为主的综合治疗可获得长期生存，而治疗获得完全缓解（CR）是长期生存的关键。国内外广泛开展了鼻咽癌新辅助化疗、同时期化疗、辅助化疗、姑息化疗、化疗增敏以及上述不同化疗方式联合使用的临床研究。

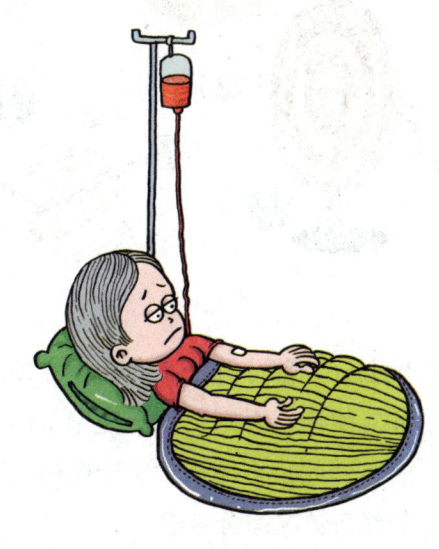

鼻咽癌的化疗方案众多，包括单药顺铂、5-FU、紫杉醇、多西他赛以及双药及多药联合的 PF、DCF 方案等。目前并没有某一个方案是最好的，不同的人对相同的化疗方案敏感程度都不一样，因此是否需要进行化疗及具体的化疗方案一定要找有经验的肿瘤内科医生制订。

（十三）鼻咽癌能不能用分子靶向药物治疗

分子靶向药物治疗也是鼻咽癌治疗的一个重要手段，顾名思义，靶向治疗就好比射箭，"箭"就是我们研发出来的各种药物和方法，是我们攻击敌人的武器；而"靶"简单地说，就是肿瘤细胞上一些特有的区域，通过攻击它们，来抑制肿瘤细胞正常的生长代谢，阻止肿瘤细胞的分裂增殖，最终达到消灭肿瘤的目的；同时不杀伤或很少杀伤正常细胞，极大地减轻患者的自身毒性反应。

近年来随着科技的进步，众多的分子靶向药物纷纷用于鼻咽癌等头颈部肿瘤，为鼻咽癌的治疗带来了新的希望。目前治疗鼻咽癌的分子靶向药物主要包括表皮生长因子受体抑制剂和肿瘤血管内皮生成因子抑制剂，比如西妥昔单抗（爱必妥）、尼妥珠单抗（泰欣生）和贝伐珠单抗（安维汀）等。分子靶向药物多价格昂贵，同时可能会伴有腹泻、皮疹、高血压、手足综合征等较严重的不良反应，若结合中医药治疗则有助于缓解其皮疹、手足综合征等不良反应，并取得良好的疗效。但是并不是使用了分子靶向药物治疗效果就会好，部分分子靶向药物在使用之前要进行基因检测，基因适合患者才能使用，否则盲目地使用不但起不到治疗效果，反而会给患者带来伤害，因此是否使用分子靶向药物要咨询专家的意见，也一定要结合家庭的经济情况综合考虑。

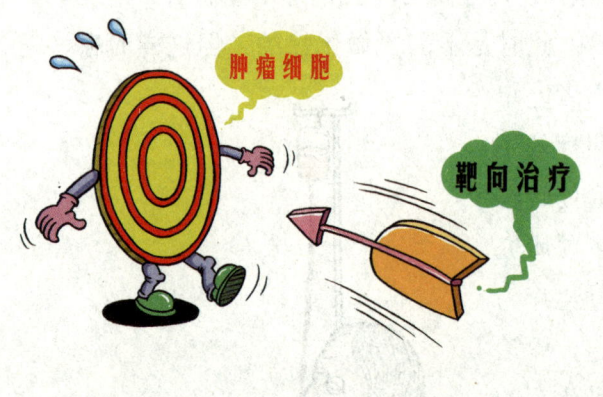

三、鼻咽癌的中医药治疗

（一）中医药能否用于治疗鼻咽癌呢

中医药治疗鼻咽癌具有独特的优势，尤其对中晚期鼻咽癌患者，单纯放疗和化疗并不能达到令人满意的效果，此时中医药能够通过整体治疗和辨证论治发挥扶正抑瘤的作用。中医认为，鼻咽癌可辨证分为热邪犯肺、肝郁痰凝、瘀血阻络、气阴两虚四个证型，分别使用清肺化痰、疏肝解郁、活血祛瘀、益气养阴的法则进行治疗，可使机体达到阴平阳秘的状态，取得良好的疗效。

目前，中医的全身扶正治疗与西医的局部驱邪治疗相结合已成为一种趋势，它能取得单一手段无法代替的临床疗效，其目的在于最大限度地提高患者的生存质量，延长生存期。

中医药对维护鼻咽癌患者生存质量有着积极的作用，已渗入综合治疗中的每一环节，包括与放疗、化疗、分子靶向药物治疗联合运用起到防止复发、转移及减毒增效的作用。如放疗固然能杀伤肿瘤，但还有微小肿瘤残留或血管中癌栓存在等可能，放疗后运用中医药长期治疗，可以防止复发和转移，这对患者是十分有利的。在临床上我们经常碰到很多早期放疗后，不吃药也不复查的患者，其复发风险比坚持吃中药的患者要高得多。另外，即使是放疗后复发的患者使用中药，控制得也十分理想。再如由于放疗射线辐射损伤，不少

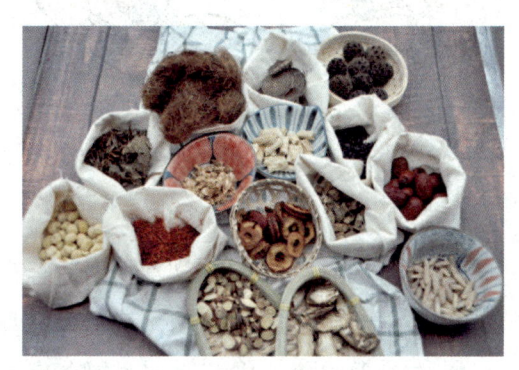

患者在放疗的同时及放疗后出现口干、鼻咽部干燥难忍、咽喉疼痛、吞咽困难、口腔溃烂，照射区皮肤出现水泡、糜烂、渗液、溃疡等诸多放疗近期不良反应，有的不得不中断放疗或者减少放射总剂量，从而影响了疗效和生存质量。

中医认为放射线属"火邪""热毒"，治疗应当以清热凉血、解毒养阴为主，根据病症及部位不同辨证施治，可明显地改善放疗的上述不良反应。如很多患者在化疗期间及化疗后出现胃口差、恶心呕吐、腹泻等消化道反应及白细胞、中性粒细胞减少等骨髓抑制的不良反应，此时中医辨证地使用健脾和胃、理气止呕及健脾益肾、补骨生髓的方药治疗，常可使患者身心愉悦地度过化疗疗程。因此，我们强调将中医药治疗贯穿鼻咽癌治疗的全程，坚持服用中药可改善患者的长期预后，并提高患者的生存质量。

（二）中医药可与放疗和化疗联合使用吗

不光是笔者的病友们，即便是很多西医院肿瘤科的医生，都存在这

样的疑问：中医药与放疗、化疗联用不会影响疗效吗？笔者可以负责地说：服用正规中医院有经验的肿瘤科医生开的中药和中成药，不但不会影响放疗、化疗的疗效，还会起到减毒增效的作用。但并不是所有的"中药"都对治疗有好处，也不是随便一个偏方或验方就可以治疗肿瘤。为什么呢？

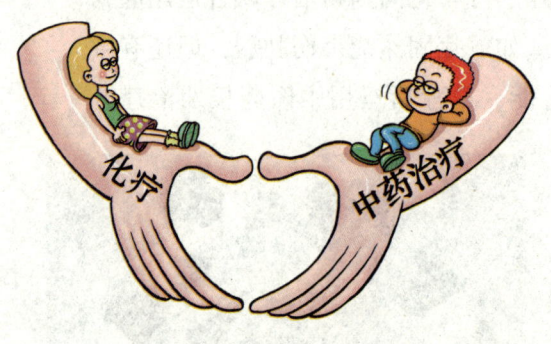

中医讲究四诊合参，讲究天人相应，讲究辨证论治，没有一条"神方"能够包治百病，也没有一张处方就能治愈一种肿瘤。不同患者的中药方都是要进行"量体裁衣"的，一定要服用适合自己的中药才能起到治疗作用。笔者也经常会听到这种说法，某某人患鼻咽癌吃某个中药方就治好了，其他病友也照着他的中药原方去抓药来吃，其结果肯定疗效不理想，因为每个人的体质差别很大，中医的辨证分型也各不相同。比如一个体质虚寒的人却吃大剂量清热的中药方，肯定会适得其反，这点大家一定要注意。

鼻咽癌在放疗的同时使用中药，可以减少放射性的毒性，预防放射性损伤，并提高局部的疾病控制率；在化疗的同时使用中药可以减少骨髓抑制、肝肾毒性、消化道反应等不良反应，并提高化疗的有效率。

（三）中医药如何防治鼻咽癌化疗的副反应

抗肿瘤化学药物既会抑制癌细胞，也会杀伤正常细胞，给机体带来损伤，使患者生存质量下降。部分患者会因不同程度的毒副反应，不能顺利完成全部疗程，影响了疗效。中医认为，这是化疗药物耗伤人体气血、精津及损伤五脏六腑功能所致，一般临床应用健脾和胃、补气养阴、滋补肝肾、清热解毒的中药，以减轻和改善这些副作用。化疗的毒副反应有多种，应用中药减毒效果较为明显，现将主要内容介绍如下。

1. 全身症状

有些化疗药物可引起头晕、疲乏无力、精神萎靡、食欲不振、失眠多梦、口干津少、大小便失调，中医认为这些属于气虚阴亏、肝肾不足，中医药通过益气养阴、滋补肝肾之法，使患者症状减轻。我们在临床中观察到不同化疗药物引起的全身反应各不相同，所以要予以辨证施治，针对不同的症状选用中药减轻毒副反应，使化疗得以顺利进行。

2. 消化道反应

由于消化道黏膜细胞对化疗药比较敏感，容易受到化疗药物的损伤，可引起一系列消化道反应。临床常见的症状有食欲减退、恶心呕吐、腹痛腹泻等脾胃失和、升降失司的表现，中医药治疗主要以健脾和胃、降逆止呕法为主，代表方可选陈夏六君子汤或温胆汤加减。药物用党参、白术、云苓、陈皮、半夏、太子参、焦三仙、鸡内金、砂仁、藿香、佩兰、竹茹等；腹痛加元胡、木香、白芍、杭白菊；腹泻加肉豆蔻、五倍子，并可配合针灸足三里、脾俞、胃俞、内关等穴位，可取得较好的效果。

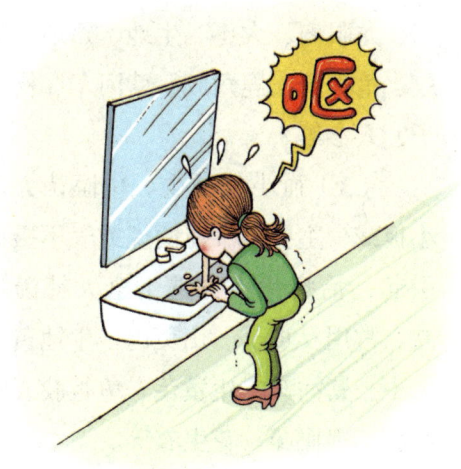

3. 骨髓抑制

多数抗肿瘤化疗药物可引起不同程度的骨髓抑制。主要表现为末梢血液中白细胞减少，特别以粒细胞减少为主，如多西他赛、阿霉素等；有的药物使血小板减少较明显，如吉西他滨等。随着化疗药剂量的增加，骨髓抑制的严重程度也会逐渐加重。

骨髓抑制血象下降的防治是化疗期间的一大问题,整个化疗期间都要配合中药,以减轻化疗毒副反应,保护骨髓功能,促进骨髓造血机能的恢复和重建。根据临床实践及药物筛选结果,目前认为补肾益髓生血方药的效果较好,代表方可选左归饮或右归饮加减。动物实验亦证明一些补肾益髓药如女贞子、山萸肉、黄精、龟板、枸杞子、仙灵脾可减轻化疗药导致的血象下降。具体如下。

（1）白细胞减少。中医认为白细胞减少主要由气虚引起,代表方选补中益气汤加减。常用黄芪、五爪龙、黄精、女贞子、枸杞子、菟丝子、鸡血藤、紫河车、当归、山萸肉、川芎、补骨脂、仙灵脾等。

（2）红细胞减少。中医认为红细胞减少主要由血虚引起,代表方选归脾汤加减。常用黄芪、党参、当归、龙眼肉、大枣、生地、熟地、阿胶、龟板胶、鹿角胶、紫河车、枸杞子、人参等。

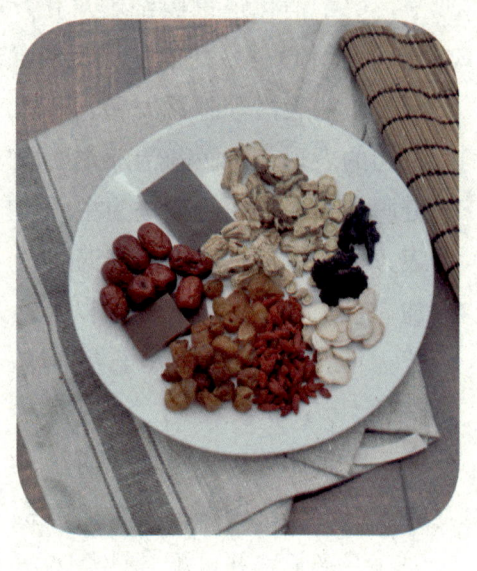

（3）血小板减少。中医认为血小板减少主要由气血两虚或气不摄血引起,治疗代表方选十全大补汤加减。常用女贞子、山萸肉、生地黄、大枣、紫河车、生黄芪、龟板胶、鳖甲胶、鸡血藤、花生衣等。

在应用中医药防治骨髓抑制血象下降时,要结合辨证施治,有白细胞减少的患者表现为气血双虚时,则应予补气养血兼顾；尚有一些中成药对保护血象有效,如归脾丸、六味地黄丸、肾气丸、复方皂矾丸等。若血细胞减少严重,骨髓抑制明显者应中西医结合治疗,可皮下注射升白针,必要时输注红细胞、血小板等。在骨髓造血机能重建时,也应该积极发挥中医药的扶正固本作用。

4. 神经损伤

一些植物性生物碱类抗肿瘤药物对周围神经有明显毒性，如长春新碱、奥沙利铂等，可引起肢末麻木、全身无力、膝腱反射低下、肠麻痹、便秘，甚至偶见共济失调，中医药治疗常以活血通络、补肾益气为法。药用络石藤、五爪龙、鸡血藤、首乌藤、丹参、川芎、补骨脂、菟丝子、巴戟天、肉苁蓉、骨碎补、生地、熟地、桑寄生、川续断、生黄芪、党参、枳壳、厚朴等，可减轻症状。

5. 皮肤色素沉着及脱发

由于毒热伤阴，阴血不能润养肌肤，表现为干燥，有时可发生皮疹、红斑、皮肤色素沉着，常伴有脱发、甲床色素沉着和指甲变形。中医药治疗常予以益气补血、活血化瘀，如北芪、党参、黄精、川芎、生地、赤芍、紫草、枸杞子、女贞子、鸡血藤、当归、首乌藤、丹参等。

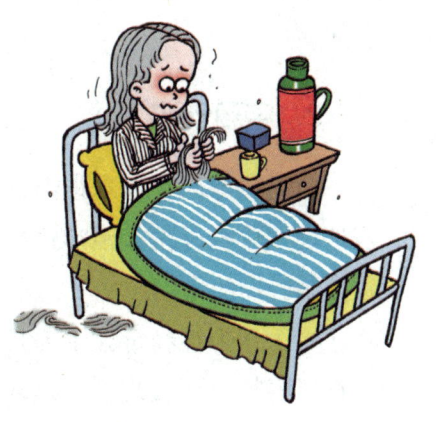

（四）化疗后总感觉手脚麻木的治疗

鼻咽癌患者化疗后常出现手足麻木的现象，这是由于化疗药物可引起患者周围神经的损害，出现手或脚的刺痛感、灼热感、无力感或麻木。一般化疗药导致的指（趾）端麻木可以不停药，如果出现末梢感觉消失则为停药指征，以避免发生运动性神经元病。大部分患者停药后感觉异常可自行恢复，一般需要1～2个月，甚至可达1～2年。

1. 手足护理注意事项

（1）出现感觉迟钝时，注意不要拿尖锐的、太烫的、太重的或是任何危险的东西，如果抱小孩时要特别小心。

（2）当平衡感或是肌肉的力量受到影响时，在上下楼梯或走路时，最好请家人协助扶持。

（3）家里的浴室地板要铺上防滑垫，以防止滑倒。

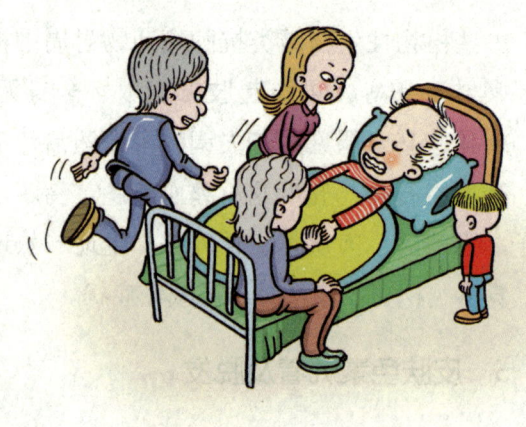

（4）避免穿易滑的鞋子或高跟鞋。

（5）可以用红花油、通络油等药物按摩肢体末端，并经常伸展末端肢体。

2. 中药外洗

使用化疗药物出现神经毒性，属于中医"药毒"范畴，中医常根据辨证使用中药外洗来治疗这些副作用，而不减少分子靶向药物和化疗药物控制肿瘤的作用。

中医认为神经毒性主要是气虚、寒凝、血瘀致脉络不通所导致。由于神经毒性主要表现为手足麻木，病在手足皮肤表面，中药外洗治疗是最直接不过的办法。

3. 常用外洗方

（1）手足麻木者：海风藤15克、赤芍15克、路路通30克、山慈姑15克、三棱15克、莪术15克、肿节风15克。

（2）四肢不温者：桂枝10克、熟附子15克、路路通15克、川芎10克、元胡10克、红花10克、蒲公英15克、肿节风15克。

（3）疼痛明显者：生地黄15克、丹皮15克、赤芍15克、马齿苋30克、土茯苓15克、路路通15克。

（五）化疗后出现静脉炎的治疗

化疗后出现静脉炎的治疗方法有以下几个方面。

1. 中药湿敷

将清热解毒、活血化瘀、消炎止痛的中药制成药膏涂抹，对各种药物渗漏引起的水肿、瘀血、疼痛疗效确切。大黄、芒硝各 250 克研碎后用陈醋调成糊状，取适量涂于无菌纱布上，厚约 3 毫米，覆盖范围大于病变范围 1～2 厘米，外敷于静脉炎处，1 天 1 次，10 天为 1 个疗程，治疗静脉炎效果好。黄芩、黄柏研细末加生理盐水调成糊状外敷也可取得不错的效果。六神丸研磨加适量蜂蜜调成糊状，外敷治疗化疗性静脉炎对部分患者疗效颇佳。

2. 冰敷疗法

冰敷疗法是应用物理作用刺激局部迅速降温，可使局部血管收缩，降低血管通透性，减少渗出。由于血管收缩，减少药物吸收，从而减少化疗药物对血管壁的刺激；同时冰敷可使神经末梢及细胞的敏感性降低，从而减轻疼痛及对组织细胞的损害；还可缓解肌肉收缩与松弛的速度，使肌肉电兴奋性减弱，因而具有解痉作用。此法尤适于化疗药及一些非缩血管药外漏，可使局部血管收缩，减轻水肿或药物扩散，从而减轻局部组织的炎性反应。同时嘱患者及其家属要预防局部冻伤。

3. 马铃薯外敷

将新鲜马铃薯洗净后再用冷开水冲洗，切成厚度为 0.2～0.3 厘米片状，贴于穿刺静脉上方，并用纱布包裹后以胶布固定，每隔 2 小时换一次。马铃薯含胆碱烷衍生物，可促进血液循环，起到较强的消肿止痛作用；并且含有大量淀粉，具有高渗作用，能缓解局部肿胀；另外，其富含丰富的 B 族维生素，具有维持神经系统的功能及抗神经炎的作用。

4. 硫酸镁外敷

硫酸镁湿敷可直接经皮肤吸收，使血管平滑肌松弛，解除血管痉挛，扩张毛细血管，改善微循环，解除局部炎症。在开始输注化疗药时，使用硫酸镁纱条沿静脉走向湿敷于注射静脉上至化疗液体滴完，拔针后1～2小时停止湿敷，直至疗程结束，能大幅度减少静脉炎的发病率。

5. 局部封闭

化疗药外渗引起静脉炎采用封闭注射可阻止药物与组织细胞相结合，阻断局部恶性扩散。常用盐酸利多卡因加地塞米松磷酸钠做局部环状封闭，减轻或阻止液体和药物的外渗以及疼痛等不良反应。

（六）中医药如何防治鼻咽癌放疗的副反应

放疗是鼻咽癌治疗的重要手段之一，在有效地杀伤鼻咽癌细胞的同时，放射线不可避免地会对正常组织造成损伤。中医认为放疗所用的射线为一种热性杀伤剂，在大量杀伤癌细胞的同时，也削乏了机体的气血津液，影响了脏腑的功能，使全身和局部抵御外邪的能力下降而出现不良反应，常见的有皮肤反应、黏膜反应、张口困难反应及全身反应等，严重的甚至影响患者生存质量。近年来的研究表明，中医药在减轻放疗副反应方面有其独特的优势。放疗后，中医辨证论治目的在于尽可能缓解患者症状，改善生存质量。

1. 皮肤反应

放射线性偏热、偏燥，连续的放疗，使机体的阴津耗伤，内不能灌溉于脏腑，外不能濡养肌肤孔窍，出现"肺胃阴虚"的症候，轻者表现为皮肤粗糙、瘙痒，重者起颗粒，皮肤增厚水肿、发红、丘疹，甚则皮损难愈。可用虎杖液外洗皮肤，外敷三黄软膏。皮损渗液者，可撒珍珠层粉以收敛生肌。

2. 黏膜反应

放疗损伤是一种热损伤，损伤口腔、咽喉黏膜和唾液腺等。相当于中医所谓的热邪入侵，内外热毒结合，化火灼津，损伤正气，从而造成人体邪盛正虚，局部津液不足。临床表现为口干、咽喉干燥疼痛、吞咽困难等阴虚内热之象。针对口咽黏膜溃烂疼痛者，可用金喉健喷雾剂喷喉，或用喉风散、西瓜霜吹喉以清热利咽、消肿止痛，或用金银花、连翘、甘草煎汤反复含漱。

3. 张口困难反应

鼻咽癌患者在放疗后由于双侧颞颌关节受到放射线照射，导致关节硬化及咀嚼肌群放射性纤维化，会出现张口困难或牙关紧闭，而此情况一旦出现，没有特别有效的治疗方法，因此预防的意义更大。放疗期间建议患者每日坚持做张口、闭口动作，嚼口香糖等，有助于减少张口困难的发生。

治疗方面，中医认为放射性张口困难多属于气滞血瘀，应以行气活血、疏通经络为主，中药可使用丹参、川芎、红花、木香、郁金、白芷、路路通、菖蒲等药物，另可针刺颊车、地仓、人中、承浆、牵正、翳风等穴位，有助于张口困难的恢复。

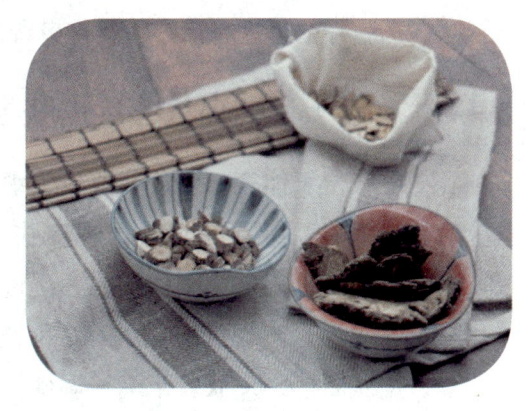

4. 全身反应

全身反应通常是指患者在放疗期间及放疗结束后表现出食欲不振、疲乏无力、头晕头痛、失眠及免疫功能低下等情况。另外，有部分患者会有恶心、呕吐、消化不良、胃胀不适等消化道反应。一般情况不会很严重，不需要停止放疗，患者可以通过尽量保证充足睡眠，适当轻度运动，注意饮食营养，少量多餐，吃容易消化的食物，多进食蔬菜、水果，也可服用维生素 B_6 及助消化药和开胃药以减轻症状，帮助患者完成放疗。

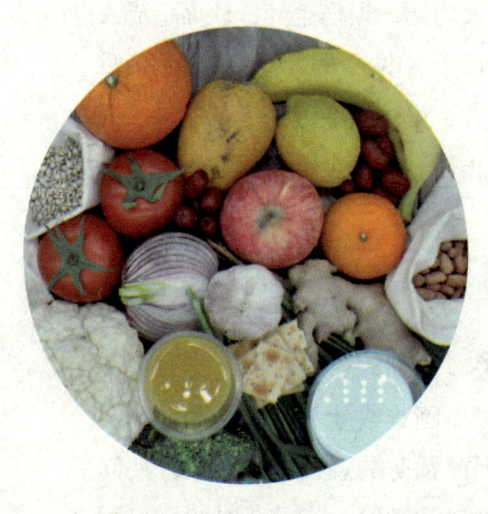

当放射线照射到骨髓时，可导致骨髓造血细胞的功能受损，出现白细胞、血小板甚至血红蛋白减少，也就是骨髓抑制，而骨髓抑制的严重程度与放射线的剂量和照射骨髓的范围有密切的关系。由于白细胞、血小板数降至过低时容易导致感染、出血等风险，因此可应用相应刺激造血功能的药物，必要时由医生根据情况决定是否需停止放疗。放疗后骨髓抑制的患者可出现面色苍白、疲倦乏力、食欲减退、头晕、心慌、腰膝酸软、汗出较多、睡眠不佳等症状，此时应辨证使用中医药及食物疗法、药膳疗法等进行治疗，改善患者症状，促进造血细胞数量的回升。

（七）鼻咽癌放疗后皮肤损伤的治疗

皮肤位于体表，对放射线较为敏感，在放疗时皮肤接受放射线的照射首当其冲，故可较早地出现皮肤损伤。根据皮肤放射损伤程度的不同，临床上可表现为干性损伤、湿性损伤及皮肤坏死。干性损伤在放射野皮肤表面会出现红斑或大片皮肤潮红，之后 15～30 天会出现色素沉着、皮肤脱落，皮肤较干爽。湿性损伤的皮肤会出现大小不等的水疱，部分会出现破裂、渗出，或伴有小的出血点，皮肤创面较潮湿。皮肤坏死是较严重的不良反应，多见于放射剂量过量或过敏体质的患者，皮肤表现为溃烂和坏死，且较难愈合，部分患者会留下永久的溃疡，即使愈合也会留下明显的疤痕。

笔者建议患者从放疗开始时就要非常小心地对待放疗区皮肤，要穿纯棉宽松的衣服，保持放疗区皮肤的清洁干燥，不能随意摩擦或者抓挠敏感部位，不要使用过烫的水。未经医生同意，不要在放疗区皮肤自行涂抹各种药粉、药膏及护肤霜，更不要让放疗区的皮肤在阳光下暴晒。

治疗方面，中医认为皮肤干性损伤多由血热风燥引起，治疗上应以清热泻火、凉血润燥为主，中药内服可使用生地黄、牡丹皮、赤芍、紫草、水牛角、玄参、天花粉等，外用可使用烫伤膏、三黄油膏等药物外擦损伤处。中医认为湿性损伤多由于湿热蕴结引起，治疗上应以清热利湿解毒为主，中药内服可使用金银花、蒲公英、紫花地丁、知母、黄柏、银花藤等。中医认为皮肤坏死多由气血两虚、热毒未清引起，治疗上应以补益气血、清热解毒为主，中药内服可使用黄芪、党参、绞股蓝、当归、赤芍、连翘等药物治疗。

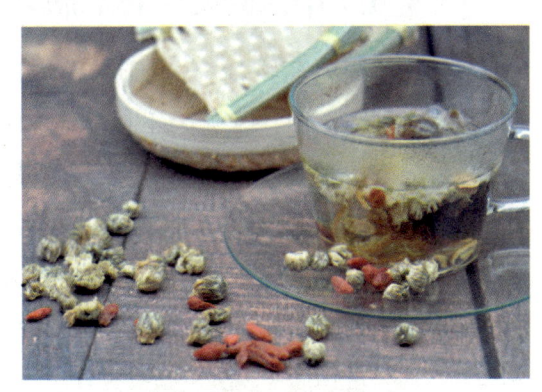

（八）鼻咽癌放疗后口腔黏膜炎的治疗

由于口腔黏膜上皮细胞对放射线较敏感，在鼻咽癌放疗过程中部分患者会出现口腔黏膜炎，症状多在放疗开始 1 周后出现，主要表现为软腭、口腔底部等部分口腔黏膜红肿、疼痛和吞咽不适，逐渐形成片状白膜，脱落后出现浅表溃疡。当放射剂量增加时，会出现弥漫性口腔黏膜炎、多发性口腔溃疡，疼痛会导致吞咽困难，影响患者进食。大部分患者在放疗结束后溃疡可逐渐愈合，但小部分患者长期难以治愈。因此，我们建议患者在放疗前进行口腔检查，清洁牙齿，放疗过程中及放疗后多用淡盐水漱口，始终保持口腔湿润，早晚用软毛牙刷刷牙，避免进食辛辣、过硬及过烫食物。如果出现进食疼痛，可进食半流质及流质食物，尽量保证适当热量、蛋白质及维生素的摄入。

治疗方面，中医认为放射性口腔黏膜炎分为"实火"和"虚火"两种。对于放疗后口腔黏膜红肿疼痛、溃疡，伴有口舌干燥、牙龈肿痛、口臭、大便干结、舌红、苔黄厚、脉弦实者为实火，治疗应以清热解毒、泻火润燥为主,中药内服可选用金银花、连翘、玄参、黄芩、黄连、大黄、蒲公英等,同时可服用六神丸等中成药进行治疗。对于口腔黏膜疼痛、溃疡,伴潮热盗汗、五心烦热,舌红、少苔、脉细者为虚火,治疗应以滋阴清热、生津润燥为主,中药内服可选用麦冬、生地黄、赤芍、连翘、枸杞子、芦根、牡丹皮等,同时可服用知柏地黄丸等中成药。

(九)中医药防治鼻咽癌分子靶向药物治疗的不良反应

分子靶向药物治疗的不良反应较小,但也并不是说它有百利无一害、毫无副作用,常见的不良反应主要有皮疹、乏力、厌食等,其中皮疹为最常见的副反应,主要表现为皮肤色素沉着、肿胀或有红斑、脱屑、皲裂,有硬结样水泡或严重的疼痛等,有时伴皮肤干燥发痒或化脓。皮疹主要发生在脸面或腰背部,部分患者甚至蔓延至全身,严重影响了生存质量。

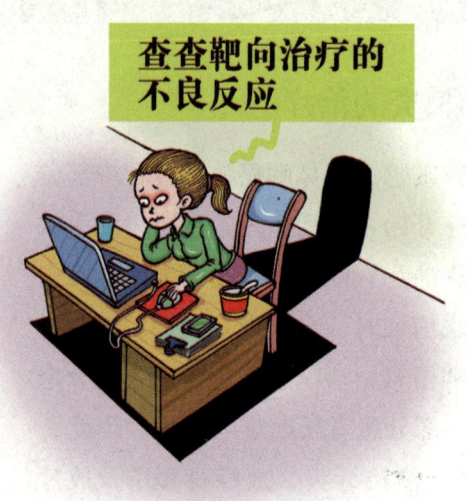

分子靶向药物的皮肤毒性属于中医的"肺热血瘀",病在皮肤表面,中医常用辨证中药内服、外洗来减轻这些副作用,但不减少分子靶向药物控制肿瘤的作用。

为此,推荐一个常用的皮肤外洗方供患者参考,可有效地减轻分子靶向药导致的皮肤不良反应。地肤子15克、金银花30克、徐长卿30克、威灵仙30克、丹皮15克、生地黄20克、桑叶15克、冰片10克煎汤约1 000毫升,外洗患处。根据患者的具体情况再加减用药。

中药外洗后,患者也可以外搽一些尿素软膏、皮炎平等药膏来加强治疗作用,日常生活中患者也可以多服用富含纤维素、维生素的食品来促进皮肤修复。皮疹很明显的患者,应尽快就医。

（十）鼻咽癌的针灸治疗

针灸治疗鼻咽癌可以起到调和阴阳、宣通鼻窍、行气止痛等作用，对于鼻咽癌导致的头痛和放疗后导致的张口困难有较好的疗效，现简单介绍如下。

1. 鼻咽癌致头痛

取穴 头维、太阳、下关、四白、合谷、颊车、列缺等穴为主穴，选风池、迎香、太冲、阳陵泉等穴为配穴，每次取穴3～5个。

治法 平补平泻，针刺得气后留针15分钟，每5分钟捻转1次，剧痛者留针可适当延长，每日1次。

2. 鼻咽癌放疗后张口困难

取穴 主穴选颊车、听宫、上关，配合曲池、合谷、外关。

治法 针刺得气后留针15分钟，每5分钟捻转1次，每日1次，可配合按摩疗法。鼻咽癌放疗、化疗期间恶心呕吐取穴：双侧足三里、内关。治法：平补平泻法，针刺得气后留针15分钟，每日2次，分别于放疗、化疗前30分钟和放疗、化疗结束后进行。

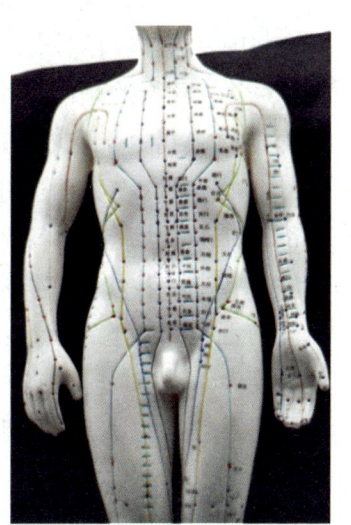

3. 放疗、化疗期间出现白细胞减少

取穴 大椎、命门、足三里、三阴交、太溪。
治法 针刺用补法。每日1次。

4. 鼻咽癌鼻出血

取穴 合谷、上星、少商、期门。
治法 针刺用泻法。每日1次，不留针。

5. 放射性脑病

取穴 翳风、听宫、巨髎、四白、合谷。

治法 平补平泻，针刺得气后留针15分钟，每5分钟捻转1次。

6. 其他

一般患者均有严重的饮水呛咳、吞咽困难，伴有构音障碍、咽反射迟钝或消失等。

方法：舌针治疗，首先用消毒纱布将患者舌体轻轻牵出，右手持30号1.5寸（寸指的是同身寸，等于个人食指、中指、无名指和小指并拢，以中指第二横纹为准，4横指作为3寸）毫针，在舌面进针取舌的后1/3和舌体两侧，10°～15°角向舌根部进针1.2寸，以上各穴均为点刺不留针。舌三针：在上廉泉穴，并由此左右各半寸各取一穴，取30号2寸毫针，进针深度为1.5寸，进针方向均向舌根部。电针治疗：选取翳风、颊车、听宫，30号1寸毫针，进针深度为0.8寸，连续波，频率20赫兹，20分钟。配合按摩、吞咽训练，取得了较好的疗效，优于常规治疗方法。

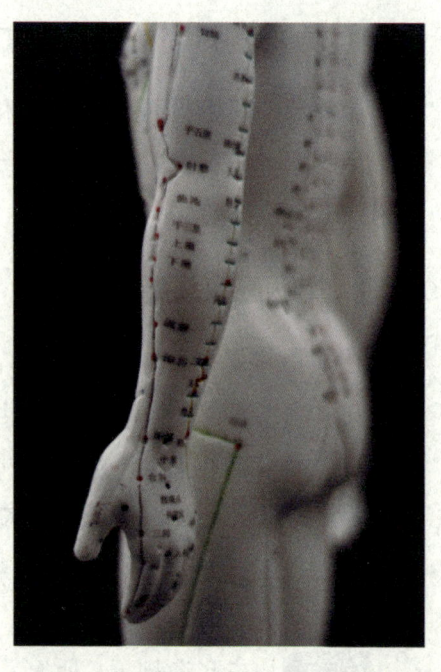

（十一）中医到底有没有治疗鼻咽癌的秘方

小陈高中毕业后就来到广州打工。最近在河南老家的妈妈打电话来，说爸爸检查出得了鼻咽癌，让小陈问问在广州有没有什么好药给爸爸买点回去吃。小陈听说某个工友的亲戚得了癌症，一开始人喘得都不行了，后来吃了几副什么中药秘方竟然好了起来，现在像个正常人一样。这无疑给了小陈很大的信心。他上网查了查，也在网上发帖子询问。后来就有"贴心医生"回了帖，还联系了他，给他介绍了一种疗效很好的中药"靶向药物"黄金组合，可靶向杀死肿瘤细胞，对鼻咽癌患者疗效尤其好，三个月为一疗程。在"医生"的指引下，小陈花光了自己几年打工攒下的钱一次性给爸爸买了两个疗程的药物。让小陈没想到的是，药物寄回去不到两个月，妈妈打电话给他说，爸爸病重，在医院里住院，最惦记的人就是他，让他请个假赶紧回老家看看。小陈回到家，医生告诉他，爸爸病重主要是出现了严重的肝肾损害，考虑与服用了他寄回去的中药秘方有关。

民间偏方，顾名思义，就是指民间流传，无医学典籍记载，也未普遍上市出售的土药方。这种药方广为流传，简便易行，省钱省事，对于一些疾病能起到立竿见影的效果。然而，并非所有的偏方都是良方妙药，如果选择使用不当，也很可能造成得不偿失的严重后果。对于医生来说，即便是一些早已公认有效的民间偏方，也只能用作参考，不轻易应用于临床。然而，仍有部分市民还抱着大病进医院、小病靠偏方的错误思想，认为能省则省，无碍大局，这往往会贻误治病的时机。根据相关规定，用作治疗的药物至少得安全和有效，而民间偏方没有经过相关试验，在一定程度上缺乏科学依据。

当然，对于一些普遍被证实有效的民间偏方也可使用，但一定要注意明确偏方的名称和成分，留意是否含有毒成分。此外，由于偏方成分不明确，如与其他药物共同使用，需要注意相应的配伍禁忌，一旦遇到不适情况，应立即停药。总而言之，民间偏方的使用一定要慎之又慎，最好在医生的指导下使用。

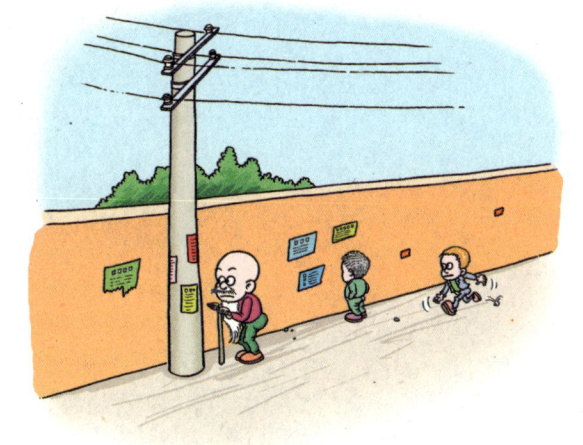

事实上，中医在治疗方面讲究的是辨证论治，即是针对各个不同鼻咽癌患者，用中医理论对他们的整体情况和癌肿进行分析，推断其病因、病

机，确定各个患者的辨证类型，定出治疗原则，用中药进行治疗。不同的癌肿患者，可能采用相类似的中药治疗，而同一种癌肿患者，也可能采用不同，甚至相反的中药治疗，这就是辨证论治的一个特点。

总体来说，中医药可以调整机体的免疫功能，调动机体潜在的抗肿瘤能力，并且对肿瘤细胞具有直接的杀伤作用。中医药配合手术及放疗、化疗的综合治疗对鼻咽癌已经取得了较好的疗效，同时可减轻放疗、化疗等治疗带来的副作用，显示出其独特的治疗优势。中医药作为治疗鼻咽癌的第四大手段，越来越受到国际医学界的关注。

厨师篇

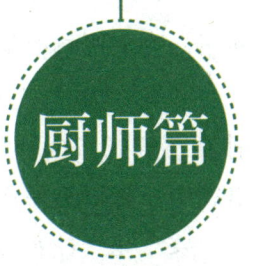

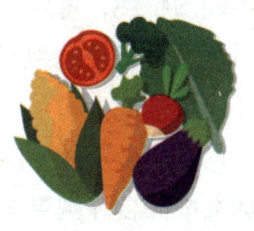

荤素搭配,饮食有味
营养均衡,合理忌口
抗癌食物,恰当选用

人们通过日常饮食所摄取的能量和营养，不但是进行各种生命活动所必需的，而且与人体疾病的发生存在密切的关系，并最终会反馈到身体的健康状况上。随着社会的进步，人们越来越重视健康、科学的膳食结构，营养学也逐渐盛行起来，我们听到越来越多的朋友都去考营养师证。但实际上在西方营养学盛行之前，中国人就有自己的营养学观点，这就是中医食疗。

食疗，又称食治，是利用食物来影响机体各方面的功能，从而预防和治疗疾病。《黄帝内经》曰："五谷为养，五果为助，五畜为益，五菜为充，气味合而服之，以补精益气。"这说明了食物对身体健康是必需和有助益的，尤其在预防疾病中起着巨大作用。中医食疗历来有药食两用的传统，食物本身就具有"养"和"疗"两方面的作用。中医食疗巧妙而科学地根据各种食物不同的特性，将食物分为五味，借其各自的性味，来防治不同的疾病。通过饮食来滋补和调理身体，从而达到强壮体魄、增强人体免疫力的目的。

如果说西方营养学的依据是用微观的方法解析食物中的各种元素、成分来支持自己的观点，那么中医食疗则更多是建立在中医整体辨证论治思维下，从整体入手，以经验方为主，以食物天然性味不同来配伍，达到滋养身体、预防疾病的目的。鼻咽癌的发生与不良的饮食习惯关系密切，如广东人喜欢吃的咸鱼、腊味等食物含有亚硝胺类化合物，一旦饮食中经常含有此类致癌物质，就容易诱发鼻咽癌。建立合理健康的膳食结构，养成良好的饮食习惯，掌握中医食疗防癌的知识，对防癌抗癌意义重大。

一、营养均衡，合理膳食

第一，饮食要具备各种营养素，既要有足够的热量来保证生命活动消耗的需要，适量的蛋白质供机体组织修复、更新需要，维持正常的生理功能，还要有充分的矿物质、丰富的维生素、适量的纤维素、足够的水分维持各种生理功能的正常运行。

第二，要有合理的膳食安排，正常情况下，一日三餐，两餐间隔时间4～6小时比较合理。若出现消化吸收功能减退，可根据情况采取少量多餐。

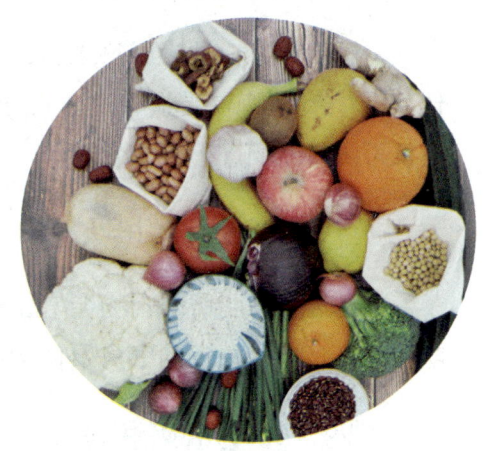

第三，要能促进食欲、易于消化吸收，在选择和烹调食品时，既要注意食品的色、香、味，又要注意应易消化、高营养、营养全面。

第四，要保证食品卫生，以免引起食物中毒和造成其他身体损害。

第五，尽量少吃或不吃烟熏或盐腌的肉制品，如咸鱼、腊味等。

第六，对于一些食后可能助热生火、使一些疾病发作或加重的食物（俗称"发物"），如无鳞鱼、虾、螃蟹、狗肉、驴肉等，习惯上认为肿瘤患者亦不宜食用。此外，在病属热性时禁食辛辣食物，病属寒性时禁食生冷油腻食物，亦属忌口范畴。

二、"食全食美"防肿瘤

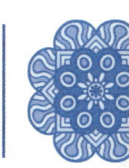

（一）不偏食

中医强调饮食要注重营养与美味的均衡搭配，"杂食之美食也，不可偏废之"，"五谷以为养，食谷者昌，失谷者亡"。人体本身携带有癌基因与抑癌基因，合理均衡的饮食能够抵制癌基因的激活，降低肿瘤发生的风险。

（二）避免过量饮酒

中医认为，白酒为湿热之邪，啤酒为寒湿之邪，过量饮酒会导致人体聚湿生痰，脾胃受损，日久可导致鼻咽癌等多种癌症的发生，专家建议可少量饮酒，但不能贪杯。

（三）减少脂肪摄入

经常进食高脂肪的食物会增加患鼻咽癌等癌症的风险，专家建议多吃鱼肉、瘦肉、去皮的家禽及低脂肪的食物。

（四）多吃水果和蔬菜

合理搭配多种水果和蔬菜可以降低鼻咽癌等癌症的患病风险，如葡萄、西瓜、石榴搭配花椰菜、甘蓝菜等。

（五）多吃富含维生素 A 的食物

如蛋黄、牛奶、动物内脏等均富含维生素 A，可在一定程度上预防鼻咽癌、食管癌等癌症的发生。

（六）少吃或不吃过分精制的食物

过分精制的食物营养成分大多已丢失，且多含各种添加剂，长期食用不利于人体健康，建议尽量少吃或不吃。

三、营养康复与治疗

（一）放疗后的营养

患者放疗后常出现口鼻干燥、咽干欲饮、舌红少苔、脉细数等阴虚火旺症状，宜吃清淡降火、甘寒生津的食物，如西瓜、梨、藕、莲子、绿豆、银耳、萝卜、白菜等。忌进温热、辛燥或油煎的食物。

（二）化疗后的营养

患者恶心呕吐、白细胞减少、血小板减少时，宜食开胃醒脾、促进食欲、营养丰富的食品，如甲鱼、蛋类、乳品、瘦肉、鲤鱼、蜂蜜、红枣等。

（三）手术后的营养

鼻咽癌患者较少接受手术治疗，但对于部分患者术后常见气血不足、脾胃失健，既缺乏营养，又有功能障碍。故应补充营养，进食肉类、禽类、蛋、乳、豆制品等营养丰富的食物；同时注意健脾，一些调味品与山楂、粥类、山药等均有健脾开胃作用。

四、中医食疗注重食物的性味

中医食疗不仅着眼于食物的营养，还重视食物的性味，认为药物和食物都具有寒热温凉四气，酸苦甜辛甘五味。因此，必须根据体质的寒热虚实进行辨证施食。根据食物的属性，凡用于治疗阳性热证的食物，大多具有寒凉药性，如白萝卜、冬瓜、芹菜能够清热；豆腐、绿豆、苦瓜可以泻火；鳖甲、梨、蜂蜜能养阴；苦菜、金银花、甘草能解毒；大蓟、小蓟、白茅根能凉血。治疗阴性寒证的食物，

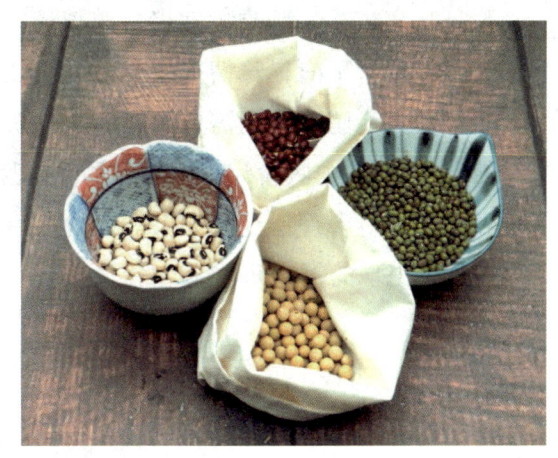

大多具有温热药性，如糯米、韭菜、大蒜等食物能温阳；羊肉、酒、川椒能散寒；田七、红花、桃仁能活血；当归、乌梢蛇能通络；葱白、胡椒、姜能救逆。食物的五味具有酸收、苦降、甘补、辛散、咸软的作用，凡酸味食物多具有生津、收敛、消食、止泻的功效，如乌梅、刺梨、马齿苋等；凡苦味食物多具有清热、泻火、解毒、祛湿的功效，如苦瓜、苦荞麦、茶等；凡甘味食物多具有滋养、补益、润肠的作用，如梨、饴糖、蜜糖等；凡辛味食物多具有解表、行气、通阳的作用，如辣椒、生姜、葱等；凡咸味食物多具有软坚、散结、化瘀的功效，如海蜇皮、海带、墨鱼等。

中医根据五行学说，将五味所主的食物按照归经和功效辨证施膳。《素问·宣明五气论》曰："辛入肺，甘入脾，酸入肝，苦入心，咸入肾。"如葱、姜等辛味食物多治肺系疾病，大麦、大枣等甘味食物多治脾系疾病，醋、乌梅等酸味食物多治肝系疾病，茶、苦笋等苦味食物多治心系疾病，海参、淡菜等咸味食物多治肾系疾病。《素问·脏气法时论》曰："肝色青，宜食甘；心色赤，宜食酸；肺色白，宜食苦；脾色黄，宜食咸；肾色黑，宜食辛。辛散、酸收、甘缓、苦坚、咸软。毒药攻邪，五谷为食，五果为助，五畜为益，五菜为充。气味合而服之，以补精益气。"故肝胆疾病胁痛苦满，呕恶厌食，可给予莲子糖水、薏米淮山粥，取甘味缓肝之急，且莲子、薏米、淮山健脾祛湿，防止甘甜助湿。另外，中医认为牛肉、鸡肉偏于甘温，阴虚火旺体质者不宜多吃；马蹄、梨子甘寒生冷，脾胃虚寒者应当慎用。孙思邈在《千金翼方》中强调："若能用食平疴，释情遣疾者，可谓良工，长年饵生之奇法，极养生之术也。夫为医者，当需先洞晓病源，知其所犯，以食治之，食疗不愈，然后命药。"中医食疗不单纯只是讲究营养均衡，更需要按照食物的性味和归经进行合理搭配，如果能将食疗用好，可以解决患者在治疗和康复过程中出现的很多问题。

五、中医食疗食物配伍的宜忌

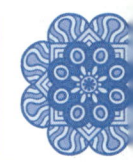

中医食疗强调食物配伍的宜忌,从总体上分协同和拮抗两方面。协同配伍包括"相须"和"相使",拮抗配伍包括"相畏""相杀""相恶"和"相反",我们配伍要尽量选择能够起到"相须"和"相使"作用的食物,减少其他拮抗作用的搭配。

相须配伍,就是同类食物相互配伍使用,能够起到相互增强的作用。如百合炖雪梨,百合和梨能够共同增强清肺热、养肺阴的功效;雪羹汤的荸荠和海蜇,能够互相增强清热化痰的作用。

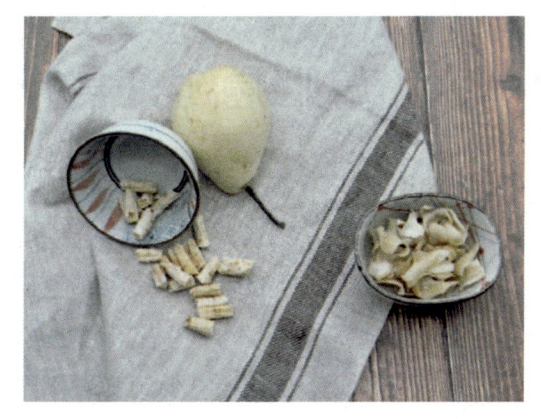

相使配伍,是指以一类食物为主,另一类食物为辅,同用后增强主要食物的功效。如五加皮酒,其中具有辛散活血作用的酒,可增强五加皮祛风湿的功效;姜糖饮中温胃止痛的红糖,可增强生姜温中散寒止呕的功效。

相畏和相杀是同一种配伍关系从不同角度的两种叫法,指的是一种食物能够减轻另一种食物的不良作用。如部分鱼类和螃蟹可以引起腹泻和皮疹,使用生姜烹饪能够减轻它们的毒性。

相恶配伍,是指一种食物能够减弱另一种食物的功效,如萝卜会削弱补气食物(如人参、鹌鹑、山鸡)的作用。

相反配伍,是指两种食物合用,可能会产生不良反应,属于配伍的禁忌。但很多食物配伍的禁忌缺少科学实验的依据,有待今后进一步的研究。

在实际烹饪过程中，我们还常常会将食物进行如下搭配。

升降并举：升浮性质食物和沉降性质食物并用，防止升降过偏之弊。如葱豉汤中加盐，防止葱和豆豉过于辛温发散。

寒热并调：寒凉性质食物和温热性质食物并用，防止寒热过偏之弊。如炒苦瓜佐以少量辛热的辣椒，防止苦瓜苦寒过偏之性。

攻补兼施：泻实祛邪性质食物和补虚扶正性质食物并用，防止攻邪而伤正之偏。如薏苡仁粥中加红枣，可防止薏苡仁清热利湿过偏之性。

注重食物配伍的宜忌，对食物进行合理搭配，才能使食疗发挥更大的作用。

六、鼻咽癌辨证食疗方

鼻咽癌患者的饮食上应多选用清热、解毒、养阴生津的食物，并能归入肺经、肝经的中药食疗，不论何期、何证，均应注意食品的多样性及烹调的考究，以利于患者摄入足够的营养。

配餐辅食方面，应少用碍胃生湿、黏腻重浊、肥甘厚味的，可选用有化痰散结功效的，如海带、紫菜、龙须菜、海蜇等。出现头晕目眩、耳聋口苦、急躁易怒等肝火上炎的症状时，宜选用清肝泻火、滋阴潜阳之品减轻症状，如菊花代茶饮、决明子代咖啡、苦丁茶、黄花菜、苦瓜、枸杞苗、李子、鲍鱼、芥菜等也有一定效果。

放疗期间要鼓励患者多饮水，喝淡饮料、果汁、牛奶等，主食则应以半流质食物或打烂的食物为主，副食方面应多吃新鲜蔬菜、水果，尤其要多吃胡萝卜、荸荠、番茄、莲藕、白梨、柑橘、柠檬、山楂等。膳食口味要清淡甘润，又不宜过于生冷，以免生寒伤胃。口含话梅、罗汉果、橄榄等，可刺激唾液分泌，减轻干燥症状。

晚期患者多数气血不足、毒火上炎、食欲极差，所以开胃化食、刺激食欲、增加摄入是保证治疗的根本措施。这个时候宜选易消化、营养充足、色香味俱全的食物，如粥、羹、汤等，在调配饮食上又应以滋润适口、芳香化浊为好，如冰糖薏苡仁粥、鲜石榴、鲜乌梅、柑橘、菠萝、青梅、菱角、荸荠等。平时亦可多口含青果、鲜山楂，以起到消毒杀菌、清咽生津的作用。

在治疗过程中，应注意忌食辛热之品，如辣椒、胡椒、茴香、韭菜、羊肉、狗肉、虾蟹等性味温热之食物，慎用芥末，少用热性补药，戒掉烟酒，以免生热助火。

蒲果煲瘦肉

材料 蒲葵子60克，橄榄3个，猪瘦肉150克。

做法 将蒲葵子、橄榄洗净，稍打破，猪瘦肉切细，将以上三物加水适量，慢火煮2～3小时，加盐调味，饮汤或食肉。

功效 解毒清咽，消肿散结。蒲葵子具有活血化瘀、软坚散结的功效。橄榄具有清肺、利咽、生津、解毒的功效。

适应证 适用于鼻咽癌颈部淋巴结转移、放疗后复发者。

注意事项 脾胃虚弱及体质虚寒，症见没有食欲、食后腹胀、大便稀溏者慎用。

橄榄罗汉果汤

材料 橄榄6～8个，罗汉果1个。

做法 橄榄略捣烂，与罗汉果一起加水煎汤代茶饮。

功效 清肺润肠，祛痰通窍。橄榄具有清肺、利咽、生津、解毒的功效。罗汉果有止咳化痰的功效。

适应证 鼻咽癌患者症见咽痛、便秘，或鼻咽癌放疗过程中出现口腔黏膜溃烂者。

注意事项 脾胃虚弱及大便稀溏者慎用。

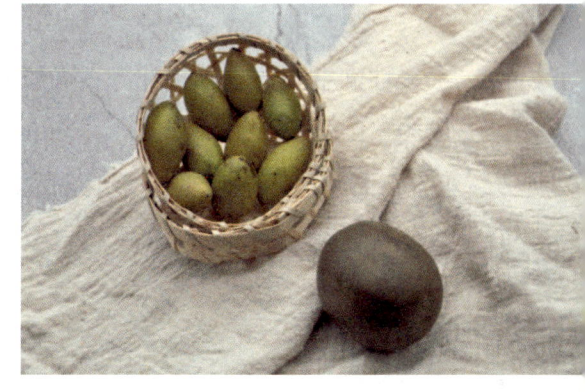

茅根葵榄汤

材料 白茅根 80 克,青天葵 40 克,橄榄 10 个,蜜枣 3 颗,猪肺 1 个。

做法 将白茅根、青天葵、蜜枣分别洗净,备用;橄榄洗净后用刀背拍烂备用。猪肺喉部套在水龙头上,灌入清水令猪肺扩张胀大充满水,然后用手挤压将水排出;反复行此法多次,直到将猪肺洗成白色;再将猪肺放入开水中煮约 5 分钟,捞起洗净切块备用。往瓦锅内加入适量清水,先用大火把水煮沸,然后放入上述全部材料,待水开后改用小火煲 90 分钟,加盐调味,即可饮用。

功效 清热凉血,解毒利咽,生津止渴。白茅根具有凉血止血、清热利尿的功效。青天葵具利肺止咳、益肾、解毒止痛的功效。橄榄具有清肺、利咽、生津、解毒的功效。蜜枣有清热润肺的功效。

适应证 鼻咽癌患者证属热盛津亏者,症见鼻腔出血、口干咽燥、头颈部淋巴结肿大者。

注意事项 脾胃虚弱及体质虚寒,症见没有食欲、食后腹胀、大便稀溏者慎用。

甲鱼上柏汤

材料 甲鱼 1 只(约 500 克),石上柏 50 克,猪骨约 200 克。

做法 将甲鱼宰杀去肠脏后切块,石上柏洗净,猪骨斩件,将前三物加适量清水煮熟,加盐调味,饮汤食肉。

功效 解毒滋阴,清肝补肾。甲鱼肉含丰富的蛋白质、氨基酸及多种维生素,有滋阴补虚、濡肝养肾的功效。石上柏具有清热解毒、抗癌、止血的功效。

适应证 适用于鼻咽癌治疗后复发或涕血头痛者。

注意事项 外感未愈者忌用。

田七蜗牛瘦肉汤

材料 田七6克,鲜蜗牛肉60克,猪瘦肉150克。

做法 田七切片;将蜗牛连壳洗净,用竹签挑出蜗牛肉用细盐搓匀,有多量黏液渗出,再用清水洗净;猪瘦肉切细。将以上三物一起加水煎煮1小时,调味服食。

功效 消肿解毒,养阴散结。田七又名三七,有止血、散瘀、消肿、定痛的功效。蜗牛肉有清热、消肿、解毒、利尿、平喘、软坚等功效。

适应证 各期鼻咽癌头痛涕血或颈部淋巴结肿痛者。

注意事项 气血亏虚或脾胃虚弱者慎用。

花旗参乳鸽汤

材料 花旗参10克,乳鸽1只(约150克)。

做法 花旗参切成片,乳鸽去毛及内脏洗净,切小块。将二物加水适量小火煎煮至各物熟烂,加盐调味,温热服食。

功效 养阴清肺,生津止渴。花旗参也叫西洋参,具有补气养阴、清热生津的功效。乳鸽肉含有较多的支链氨基酸和精氨酸,具有滋补肝肾的功效。

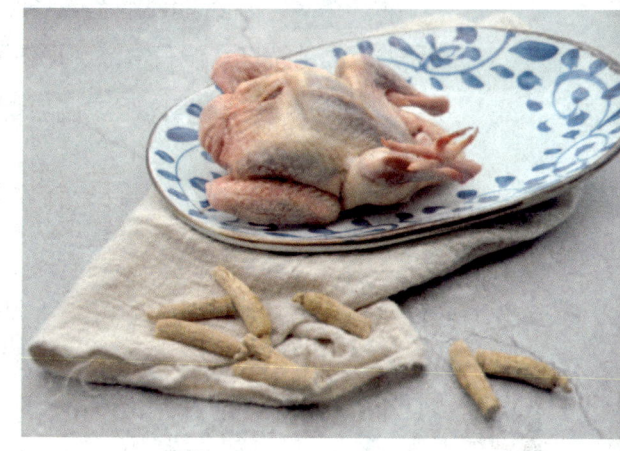

适应证 鼻咽癌消瘦涕血,或鼻咽癌阴虚出现口干咽燥者。

注意事项 热毒内盛体质者慎用,外感未愈者忌用。

参竹鹧鸪汤

材料 沙参(干品)20克,玉竹20克,鹧鸪1只(约150克)。

做法 将鹧鸪去毛及内脏洗净,与沙参、玉竹一起加适量清水,小火焖煮 2 小时以上，调味后饮汤食肉。

功效 滋阴补虚，清肺润肠。沙参有滋补、祛寒热、清肺止咳的功效。玉竹有养阴、润燥、除烦、止渴的功效。鹧鸪肉含有丰富的蛋白质、脂肪且含有人体必需的 18 种氨基酸和较高的锌、锶等微量元素，富含多种维生素和铁、钾等多种矿物质，具有壮阳补肾、强身健体的功效。

适应证 鼻咽癌患者阴虚症见口干咽燥、潮热盗汗、五心烦热者。

注意事项 热毒内盛体质者慎用，外感未愈者忌用。

乌龟虫草汤

材料 乌龟 1 只（约 500 克），冬虫夏草 6～10 克，生姜 3 片。

做法 乌龟宰后去内脏，连龟甲同用，斩碎。将冬虫夏草洗净，连同乌龟、生姜一起放入砂锅中，加水适量，先用大火煮沸，再以小火炖熟，调味即可使用。

功效 健脾补肾，益精填髓。乌龟具有滋阴补血、益肾健骨、强肾补心、壮阳的功效。冬虫夏草具有补肾益肺、止血化痰的功效。

适应证 中晚期鼻咽癌或经过放疗、化疗后出现脾肾亏虚，症见神疲乏力、面色㿠白、没有食欲、形体消瘦、腰膝酸软、大便溏薄者。

注意事项 热毒内阻或湿热型体质者慎用，外感未愈者忌用。

芪杞炖乌鸡

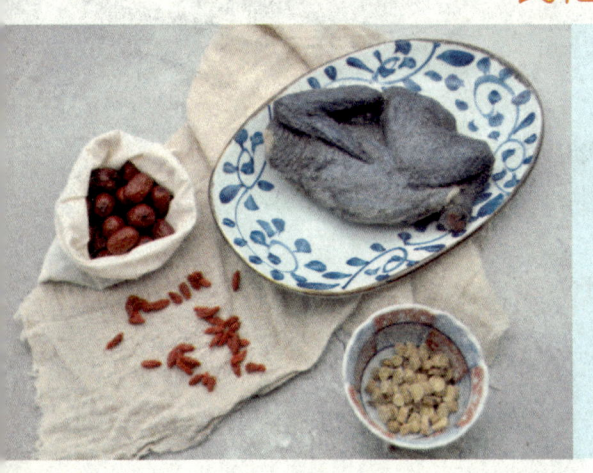

材料 黄芪 30 克，枸杞子 10 克，大枣 10 颗，乌鸡 250～500 克，姜 3 片，葱段 5 条。

做法 乌鸡洗净切块，黄芪、枸杞子、大枣洗净后与乌鸡和姜葱一起放入炖盅内，加适量水及少许盐，隔水炖 1 小时。

功效 健脾补肾。黄芪为补气

佳品，有益气固表、敛汗固脱、托疮生肌、利水消肿的功效。枸杞子有养肝、滋肾、润肺的功效。乌鸡具有滋阴清热、补肝益肾、健脾等功效。

适应证 鼻咽癌辨证属脾肾亏虚者，或其他癌症患者经手术、放疗、化疗后出现体质亏虚，症见神疲乏力、短气懒言、面色㿠白、没有食欲、形体消瘦、腰膝酸软、大便溏薄者。

注意事项 外感未愈或发热者忌用。

竹参瘦肉汤

材料 玉竹、沙参、白果各15克，麦冬、甜杏仁各10克，瘦肉100克。

做法 将玉竹、沙参、麦冬水煎去渣，下入白果、甜杏仁、瘦肉炖熟，加盐调味服用。

功效 养阴，清热，解毒。玉竹有养阴、润燥、除烦、止渴的功效。沙参有滋补、祛寒热、清肺止咳的功效。白果具有敛肺气、定痰喘、止带浊、止泻泄、解毒等功效。麦冬有生津解渴、润肺止咳的功效。甜杏仁有润肺、平喘的功效。

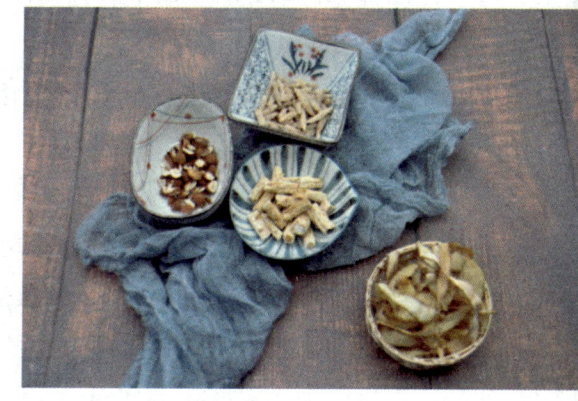

适应证 鼻咽癌放疗、化疗后症见口干咽燥、鼻腔出血、心烦失眠、口舌生疮、小便黄、大便干结等。

注意事项 热毒内盛者慎用。

夏枯草甲鱼汤

材料 甲鱼约500克，夏枯草50克，太子参50克，红枣10颗，料酒、盐、葱、姜、鸡汤适量。

做法 甲鱼去头及内脏，切成四块，割开四肢，剥去腿油，洗净。将夏枯草洗净后，连同太子参、红枣、姜片、葱段、料酒、盐和鸡汤，隔水炖2个小时，饮汤吃肉。

功效 益气养阴，消肿散结。甲鱼肉含丰富的蛋白质、氨基酸及多种维生素，有滋阴补虚、濡肝养肾的功效。夏枯草有清火明目的功效。太子参具有益气健脾、生津润肺的功效。红枣具有滋阴补阳、补血的功效。

适应证 鼻咽癌辨证属气阴两虚者，症见面色萎黄、肢体困倦、气短声低、口干、潮热等。

注意事项 湿热内阻及外感发热者慎用。

三七炖鸡汤

材料 三七15克，香菇10克，鸡肉250克，红枣5颗，生姜3片，葱白5根，料酒、精盐少许。

做法 将三七切成薄片；香菇用温水发开，切成细条；鸡肉洗净后切块；红枣洗净去核。将全部材料放入炖盅中，加水适量，隔水炖约1小时即可食用。

功效 活血化瘀，行气止痛。三七又名田七，有止血、散瘀、消肿、定痛的功效。鸡肉有补中益气、填精添髓的功效。香菇有益气补饥、治风破血、化痰理气等功效。红枣具有滋阴补阳、补血的功效。

适应证 鼻咽癌患者证属气滞血瘀者，或晚期出现骨转移，疼痛明显者，症见头痛鼻塞、周身疼痛或手足痹痛。

注意事项 本品活血之力较强，有出血倾向或活动性出血者慎用。

冬瓜荷叶杏仁露

材料 冬瓜约500克，鲜荷叶2张，南杏仁15克，蜜糖适量。

做法 冬瓜连皮洗净切成块；南杏仁打碎。将冬瓜、南杏仁、荷叶一起放入锅内，加水1 000毫升煮开1小时后，去渣，浓缩至300毫升左右，凉后调入蜜糖，频频饮用。

功效 清咽解毒，利水消痰。冬瓜有消炎、利尿、消肿的功效。

鲜荷叶具有消暑利湿、健脾升阳、散瘀止血的功效。南杏仁又名甜杏仁，含丰富的蛋白质、植物脂肪，有润燥补肺、滋养肌肤的作用。

适应证 鼻咽癌鼻塞干咳，或鼻咽癌放疗过程中出现口干咽燥者。

注意事项 阴虚津亏者慎用。

石斛生地汁

材料 石斛30克，生地60克，柿饼50克。

做法 柿饼切片后，将以上三物加入500毫升水煮沸约半小时后滤出汁，再加入300毫升水复熬一次，合并药汁浓缩至300毫升，凉后频频饮用。

功效 清热养阴，养血凉血。石斛具有益胃生津、滋阴清热的功效。生地具有清热凉血、益阴生津的功效。柿饼具有润肺、涩肠、止血的功效。

适应证 鼻咽癌涕血发热，或放疗过程中出现口干咽燥者。

注意事项 脾虚便溏者慎用。

川贝炖雪梨

材料 川贝10克，雪梨1个，冰糖适量。

做法 将川贝打碎，雪梨洗净，去核，加冰糖及水适量，放入炖盅隔水炖约40分钟，饮汤吃梨。

功效 养阴润燥，清热化痰。川贝具有润肺止咳的功效。雪梨有润肺清燥、止咳化痰、养血生肌的作用。

适应证 鼻咽癌放疗后证属热毒伤阴，症见口干咽燥、干咳、便秘等。

注意事项 体质虚寒者慎用。

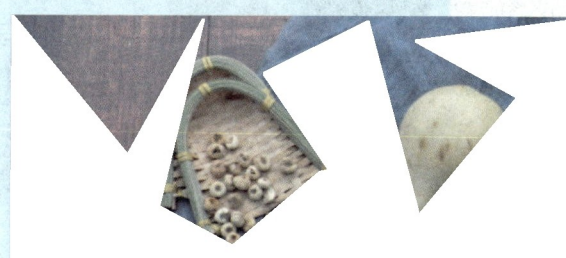

川贝百合绿豆水

材料 川贝 6 克,百合 50 克,绿豆 100 克,冰糖适量。

做法 川贝打碎,将以上三物一起加水适量煎煮,煮至绿豆熟烂,放入冰糖,饮汤服食。

功效 清咽润喉,解毒除痰。川贝具有润肺止咳的功效。百合具有养阴润肺、清心安神的功效。绿豆有清热解毒的功效。

适应证 鼻咽癌患者症见头痛、流血涕者,或放疗期间出现口干舌燥者。

注意事项 体质虚寒者慎用。

绿茶杏仁汤

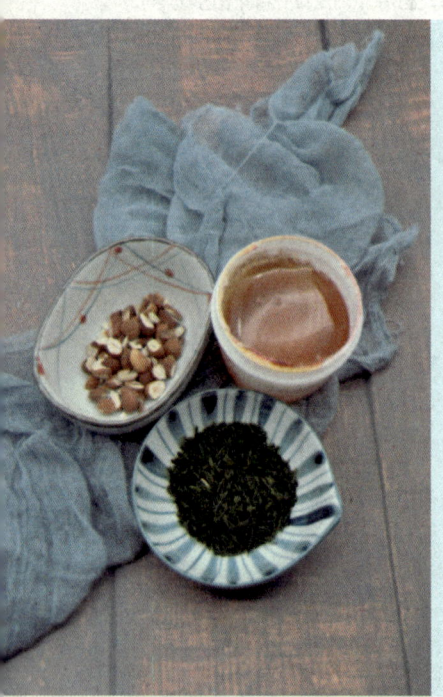

材料 绿茶 2 克,甜杏仁 10 克,蜂蜜 25 克。

做法 先将甜杏仁放入锅中,加适量水煮沸,待煮沸后取出锅,加入绿茶、蜂蜜,加盖,待放冷后即可饮用。每日可分 3~4 次服用。

功效 清热润肺,解毒祛痰。绿茶含有茶多酚、儿茶素、叶绿素、咖啡因、氨基酸、维生素等营养成分,对防衰老、防癌、抗癌、杀菌、消炎等具有特殊效果。甜杏仁有润肺、平喘的功效。蜂蜜有润肺解毒的功效。

适应证 鼻咽癌患者症见咳嗽痰多、痰黄黏稠、口干咽燥、舌尖红、苔白厚或黄。

注意事项 湿邪内阻或大便溏薄者慎用。

芎芷蜂蜜饮

材料 川芎 15 克,白芷 10 克,细辛 5 克,苍耳子 10 克,蜂蜜 30 克。

做法 先将川芎、白芷、细辛、苍耳子分别洗净晾干,切碎后同放入砂锅中加水浸泡片刻,煎煮30分钟后用干净纱布过滤去渣,将滤汁放入容器内,待温热时兑入蜂蜜搅拌即可。

功效 行气通窍,活血止痛。川芎有活血祛瘀的功效。白芷有祛病除湿、排脓生肌、活血止痛等功效。细辛具有祛风、散寒、行水、开窍的功效。苍耳子具有散风、除湿、通窍等功效。蜂蜜有润肺解毒的功效。

适应证 鼻咽癌放疗后鼻塞、嗅觉功能减退者。

注意事项 大便溏薄者不宜使用。细辛有小毒,应久煎,用量不能过大。

龙胆清鼻饮

材料 龙胆草5克,野菊花10克,苍耳子10克,白芷10克,蜂蜜30克。

做法 先将龙胆草、野菊花、苍耳子、白芷分别拣杂,洗净,晾干或晒干,切碎放入砂锅中,加水浸泡片刻,煎煮30分钟,用干净纱布过滤去渣,取滤汁放入容器内,待其温热时兑入蜂蜜,搅拌均匀即可。

功效 清热解毒,通窍止痛。龙胆草能够清热燥湿、泻肝胆火。野菊花具疏散风热、消肿解毒等功效。苍耳子具有散风、除湿、通窍等功效。白芷有祛病除湿、排脓生肌、活血止痛等功效。蜂蜜有润肺解毒的功效。

适应证 鼻咽癌患者肝火亢盛,症见肝区及周身疼痛、鼻塞流浊涕、嗅觉功能下降者。

注意事项 本品清肝作用较强,肝阴亏虚者慎用。

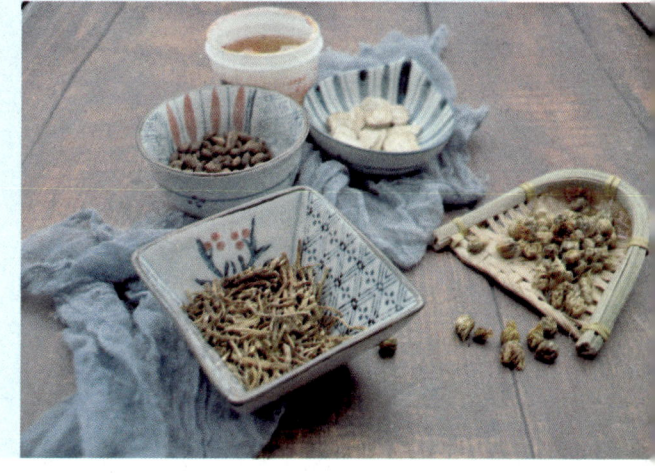

洋参石斛饮

材料 西洋参10克,玉竹、石斛各30克,冰糖适量。

做法 西洋参、玉竹、石斛洗净、切片,放入炖盅内,加水适量,隔水炖约1小时,取汁加冰糖调味饮用。

功效 养阴清热,生津止渴。西洋参具有补气养阴、清热生津的功效。玉竹有养阴、润燥、除烦、止渴的功效。石斛具有益胃生津、滋阴清热的功效。

适应证 鼻咽癌放疗后咽干鼻燥、呃逆恶心、心烦失眠、口舌生疮、便秘者。

注意事项 感冒未愈者忌用。

禅师篇

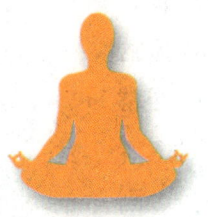

摆正心态，认识肿瘤
战略藐视，战术重视
处乱不惊，带瘤生存

随着对鼻咽癌的了解不断加深，人们认识到在鼻咽癌患者的整个治疗、康复过程中，心理因素所发挥的积极影响是其他治疗方法所无法取代的，因此患者及其家人应当重视患者的心理引导和调节。

何谓"禅"？禅是用心去感悟的一种回归生命本真的精神境界。学做"禅师"，即是以禅心修炼自我，是为了让生命融入更多的智慧力量，是为了让所有的人生自如达观，让所有的生命超脱自在。鼻咽癌患者要善于进行自我心理调节，如"禅师"一般拥有人生的智慧和坚定的信念。要转移注意力，改变不良的生活习惯。可适当地运动，丰富生活内容，选择练气功、打太极拳、看小说、外出踏青等，以分散对疾病的注意力，以更良好的心理状态去接受各种治疗和康复措施。

鼻咽癌患者不仅要面临生命的威胁，还要面对有可能丧失一些重要的生理功能，如说话、张口进食、味觉及嗅觉等；可能出现难以掩盖的容貌变化以及在社交活动时经常受到别人反馈信息的影响，对患者的自尊、自信带来极大的冲击。因而，在确诊和治疗阶段患者可能出现强烈的焦虑、抑郁等消极情绪反应，进而自信心下降，自我认同出现障碍。所以，对于鼻咽癌患者更应该重视心理行为干预，如放疗前

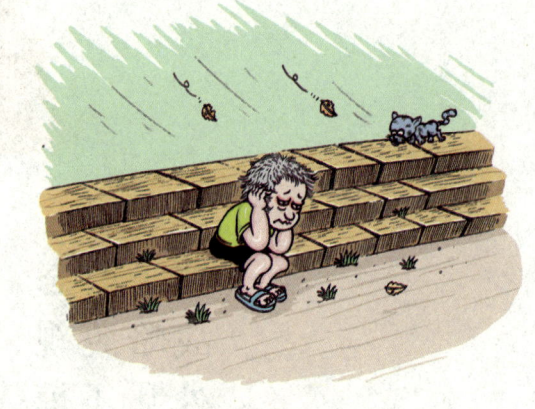

的心理社会因素评估和咨询。心理社会因素的评估，包括病前个性、应对技能、家庭支持、经济状况及职业环境等。这些评估能为多学科的专业咨询人员提供各类信息，使咨询更有目的性和针对性。鼻咽癌患者的心理状态存在个体差异，这取决于年龄、家庭经济状况和对疾病的认知程度等因素。调查发现，40～50岁患者易产生侥幸、焦虑心理，60岁以上患者心理固执、多疑、不易合作、易激动，部分患者出现抑郁，部分则表现为愤怒。家庭经济条件比较好的，心理负担相对少一些。对疾病有较深的认识能减轻恐惧感，反之则对治疗缺乏信心。

不良的情绪可降低机体的免疫功能,从而减弱免疫系统识别、消灭癌细胞的"免疫监视"作用,这对于鼻咽癌患者的康复和抑制转移复发是相当不利的。相反,如果能保持良好的心理情绪,可以提高和平衡机体的免疫功能,不但可以防止鼻咽癌的复发,同时还可以使鼻咽癌处于自限状态,最终有利于机体免疫功能消灭它。

想成为"禅师",必须掌握和了解预防癌症的一些常识,只有做到心中有数才可能放松心态,不会过度紧张和焦虑。

一、精神因素在癌症发病中有什么作用

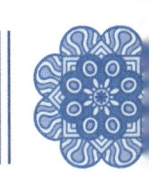

古今中外很多的医学文献都有记载精神因素对疾病发病的影响。近100年来,世界各国医生对各种癌症患者进行了性格、情绪等因素的观察和研究,结论几乎都是一致的。多数癌症患者的共同特征为:敏感、内向、抑郁、多疑、易怒、悲观、孤僻、狭隘、好胜、好压抑自己;多数发病前有失望、忧郁、焦虑、压抑或愤怒的经历。心理学家罗纳德·格罗萨思·马蒂塞克博士对南斯拉夫的1 353名健康居民进行了长达10年的追踪随访,发现其中有166人死于癌症,他发现过于压抑感情和严格的自我控制是癌症的危险因素。美国康复与癌症中心米勒教授在对1 400对患有癌症的夫妻进行调查后发现,当其中一方死于癌症后,另一方多因无法摆脱悲伤和痛苦而导致或加速了癌症的发生。

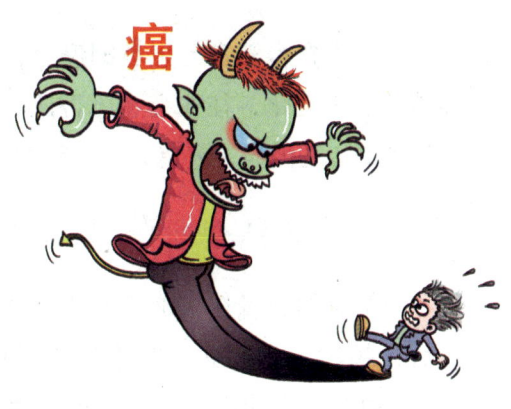

精神因素在癌症发生发展过程中的影响到底是怎么样的呢?当人体处于恶劣的环境中,大脑会受到相应的恶劣刺激;当人处于强烈的悲伤

或压抑中时，中枢神经系统的下丘脑—垂体—肾上腺皮质轴会兴奋，导致肾上腺皮质激素大量分泌，这些激素会抑制或削弱人体的免疫系统，从而可能导致肿瘤的发生和发展。中医认为，人们的心理保持平和是最重要的，无论什么情绪，过了就会损害身体健康。在中医理论中，大喜伤心、大悲伤肺、大怒伤肝、大思伤脾、大恐伤肾，情志失于调摄日久会导致鼻咽癌等恶性肿瘤的发生。

  但是，在我们的日常生活中，难免会碰到各种各样的不良精神因素刺激，导致精神创伤或情绪压抑，那是不是所有这些因素都会导致癌症的发生呢？答案是否定的。由于每个人的性格、人生阅历等各不相同，接受外界刺激的能力差别也很大，只有当强烈的、持续的精神刺激引起患者精神严重受挫时，才有可能导致癌症的发生。作为"禅师"，一定要努力锻炼自己的心境，做到宠辱不惊，即使是非常负面的情绪，也要努力使它对自己的影响降到最小，这样才能在精神因素上预防癌症的发生。

二、了解鼻咽癌患者的心理变化

  一个人在得知自己患鼻咽癌后，即使是非常坚强的人，也会产生很强烈的心理变化，往往会经历否认、疑惑、抉择三个阶段，在不同阶段中出现的心理障碍主要有否认、恐惧、抑郁、偏执四种类型。

（一）否认型

  此类型的患者在未确诊前往往就怀疑自己患有鼻咽癌，而一旦确诊之后，顿时方寸大乱、惊恐万分，甚至晕厥，这种表现称为"诊断休克"。短时间之内由于恐惧心理，患者试图用否认的方式来达到心理平衡。患者从心理和情感上将自己封闭起来，不愿意面对任何人。有时患者会存在侥幸心理，希望只是鼻咽部的良性肿瘤，不是恶性的，甚至认为是医院搞错了，对鼻咽癌的诊断持怀疑态度，不断要求医生进行复查或者到其他医院重新检查。

（二）恐惧型

这种类型的患者对鼻咽癌的认识存在片面性，认为癌症就是绝症，得了癌症等于宣判了死刑，"谈癌色变"，整日胆战心惊，精神极度崩溃，总在想死亡和自己的身后事，很少去考虑现实中疾病的治疗。对即将采取的治疗也是顾虑重重，担心治疗效果，害怕放疗、化疗中出现的脱发、呕吐、骨髓抑制等不良反应，不愿意接受治疗。

（三）抑郁型

此类型的患者在完全了解自己的病情后变得一蹶不振，表现出无奈、无助，不愿意与鼻咽癌做任何的抗争，觉得任何事情都索然无味，冷漠对待身边的人和事情，没有治疗的欲望和战胜癌症的信心。往往情绪对立，处于绝望之中，感觉生命已经走到尽头，陷入极度的抑郁情绪当中，沉默寡言，目光呆滞，部分患者甚至会轻生自杀。

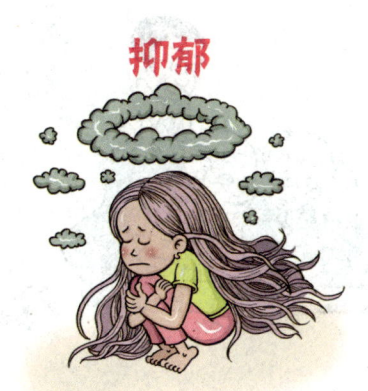

（四）偏执型

这种类型的患者对死亡极度恐惧，希望医护人员和家人能够千方百计地挽救自己的生命。同时对药物和其他治疗产生较强的依赖性，轻信"祖传秘方"和"灵丹妙药"，四处求医问药。患者渴望医护人员能够反复解释自己的病情，关注他的痛苦和不安，非常愿意和家人待在一起，以此从精神上获得鼓励和安慰。

三、鼻咽癌患者的心理需求

鼻咽癌患者需要一个健康和谐的婚姻生活和家庭环境,家庭冲突、夫妻离异或亲人离去,都会给他们应对癌症增添巨大的负担。稳定、亲密无间的家庭关系对鼻咽癌患者来说是非常重要的。

当一个家庭成员不幸被确诊为鼻咽癌时,配偶及家庭成员要恰当地给予患者帮助。即使最稳定的婚姻关系,在其中一方与癌症抗争的过程

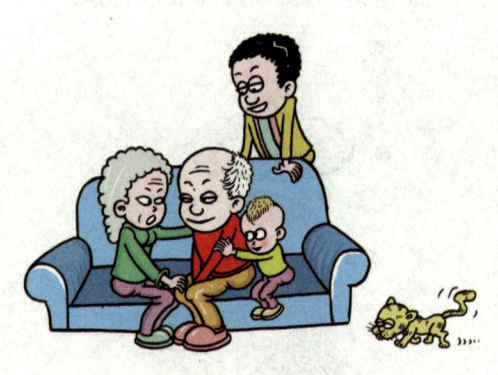

中,也会面对压力和挑战,而家属无法理解患者的真实感受是最常见的。有时候,患者自我感觉良好,而家属担心会伤害到他们,阻止他们做任何"费力"的事情,这会让患者感到自己被过分保护了,有时甚至会觉得伤害到了他们的自尊,让他们感觉自己"很没用"。与之相反的是,虽然在刚发现癌症的时候家属会非常尽心尽力地照顾患者,但随着时间的推移,家属对患者的支持会越来越少,这会让患者感到沮丧和抑郁,甚至影响治疗的效果。我们建议患者与家属应进行充分的沟通,患者要告诉家属自己需要怎样的关怀和照顾,家属对患者也不要"过分关注",要尽量像对待正常人一样照顾患者的生活。在鼻咽癌患者身体状况允许的情况下,家属应鼓励患者参加一些文体活动,让患者做一些力所能及的事情,以此减少患者的心理压力和负担。

四、作为家里的顶梁柱，得了鼻咽癌怎么办

鼻咽癌最常见的发病年龄是在40~50岁之间，这个年龄段上有老、下有小，在家里是顶梁柱，在单位是业务骨干，处于人生非常重要的关键时期。一旦确诊为鼻咽癌，大部分患者会感到眼前一片茫然、不知所措，感觉天都要塌下来了。在这个时候，患者到底应该怎么办呢？

作为具有丰富人生阅历、经历过很多挫折和历练的中年人，一定要发挥自己年龄段的优势，尽量做到以下几点。

第一，尽快让自己冷静下来，放下手中所有的工作，勇敢地面对现实，接受挑战，把鼻咽癌当作人生经

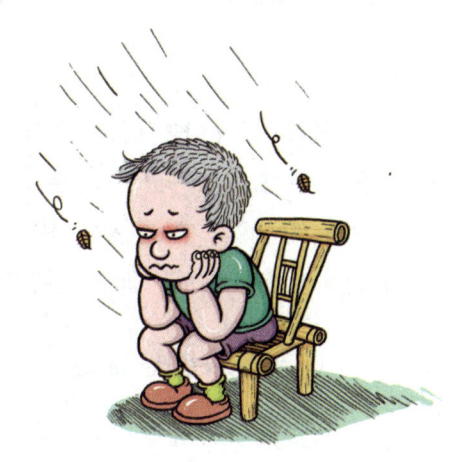

历的一段修行。有的病友说："我把鼻咽癌治疗的这几个月当作一个项目，一个攻关课题，即使有再大的困难，我也一定能把它完成好。"这就是非常好的一种心态，良好的心态正是取得较好疗效的基础和保证。很多的调查研究表明，心态良好的癌症患者疗效优于焦虑、紧张和抑郁的癌症患者。保持良好的心态，勇敢地面对，不要畏惧肿瘤，要相信鼻咽癌一定能治好。

第二，正确就医。一旦检查发现患有鼻咽癌，患者应尽快到专业的肿瘤科或肿瘤医院就诊，而且尽量采取中西医结合的治疗方法。我们强调中医药治疗应该贯穿鼻咽癌治疗的始终，在规范的放疗、化疗等西医

治疗的基础上，为患者量身定制中医药治疗方案，能使患者较舒适、平稳地度过治疗阶段，并取得更好的临床疗效。

第三，为家人树立榜样。作为家里的顶梁柱，自己患了癌症之后对整个家庭都会有很大的影响。在这个时候，家里所有人都会感觉向上的力量不足，既然无法回避，就应该正确面对，勇敢地接受挑战，在孩子和配偶面前展现积极向上、乐观开朗的人生态度，减轻家人对自己的担忧，为整个家庭带来更多的正能量。

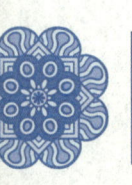

五、应如何调整鼻咽癌患者的精神状态

患者持有何种心态，这对癌症的治疗及康复至关重要。然而，并不是所有的患者从一开始就会有一个良好的心态，绝大多数都需要一个逐渐调整的过程。在调整过程中，他人的鼓励帮助是一个方面，但更重要的是自我心理调节。那么如何才能做好自我心理调节呢？

（一）参加癌症康复沙龙

患者自己对肿瘤要有正确的认识，需要了解一些肿瘤基础知识，了解目前医学界对肿瘤防治的观点、研究动态以及发展趋势。可以多参加一些癌症康复沙龙，从中听取成功战胜鼻咽癌的病友的事例。近几十年来，人类为征服癌症做出巨大的努力，取得了明显的成效。癌症不再是绝症。癌症造成的后果并不比心肌梗死、中风、高血压等更为严重，然而人们对癌症的心理压力却远远超过这些疾病。我们什么时候听说过冠心病、高血压、肺气肿等慢性疾病可以治愈呢？比较一下周围的人们，就可以发现，治疗后癌症患者的生活能力，比严重的糖尿病、心脏病等患者要强得多，治疗后的癌症患者可以有正常的工作能力，且能轻松愉快地生活。

（二）积极的自我心理暗示

"每年总有很多的鼻咽癌患者从疾病中康复，我为什么不能成为其中的一员呢？"对恶性肿瘤，就如同针对凶恶的敌人一样，要有勇于斗争、敢于胜利的决心，要树立一个强大的精神信念。如果患者在各种挫折下丧失了斗争的信念，精神也被打垮，那么即使是有希望治愈的疾病，最终也会无药可救。更何况在科学技术飞速发展的今天，随时都可能有新的抗癌药物或治疗技术被研发并用于临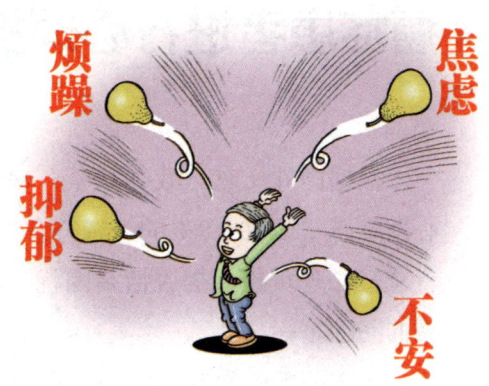床，在恶性肿瘤的治疗上随时都可能有重大突破，生命每延续一天，都可能会获得新的机遇和希望。所以对患者来说，只要还有一口气、一线希望，其信念和精神就决不能垮掉。

（三）多安排些积极向上、轻松愉悦的生活内容

可以听一些轻松的音乐，欣赏一些幽默的电影，参加一些气氛融洽的社交活动，享受气功、太极拳，各种游戏，看小说，看电视，听音乐，做自己乐意做的事，都是使身心松弛的好方法。在力所能及的情况下，适当劳动，外出旅游，有时会收到意想不到的好效果。若紧张焦虑的心情不能控制时，可在医生的指导下使用抗焦虑药或抗忧郁剂，对心理不良反应有一定的缓解作用。心理负担也可向家人或医务人员倾吐，以得到有益的帮助和劝慰，对解除和排泄压抑的心情也是有好处的。保持良好的心理状态，保证吃好（注意营养与卫生）、睡好、休息好，能够增强自身抗癌能力，有利于治疗与康复。

六、家属应该如何对癌症患者进行心理护理

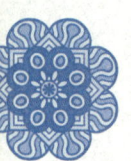

根据国外文献记载，34%～44%的癌症患者有明显心理应激反应或心理障碍，其中18%的患者符合重症抑郁发作的诊断。如何帮助癌症患者减轻心理负担、摆脱情绪困扰、改善生存质量，是肿瘤等学科需要重视的问题之一。

日本著名医学专家伊丹教授指出："惧怕死亡和疾病是非常健康的心理，没有这种害怕心理是不正常的。对惧怕的心理不要去管它，重点应放在追求有意义的生活上。"鼓励癌症患者，以积极态度生活，从而达到治愈癌症及其他顽症之目的。癌症患者家属的护理工作是癌症治疗过程中很重要的一个方面，他们关心照顾患者的细微程度是影响患者康复的重要因素之一。因此，癌症患者家属要尽量做到以下几点。

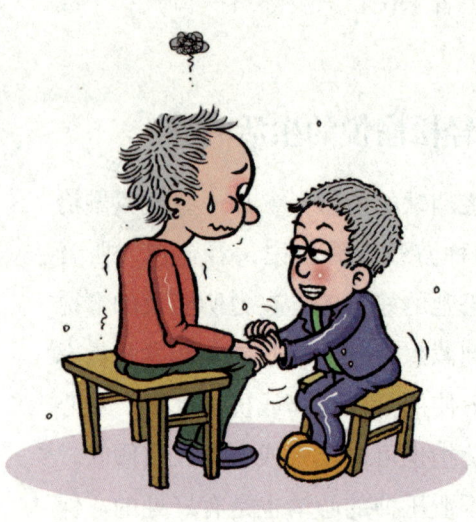

第一，当医生为患者确诊并把病情告知家属后，家属应努力控制自己的情绪，及时向医生了解患者的全面情况，挑起照顾患者的重任，并协助医生选择最佳治疗方案，以取得满意的疗效。

第二，患者得知自己的病情后会产生悲观、恐惧及紧张的情绪，有的甚至抱有消极态度，拒绝治疗，等待死亡。这时家属需要耐心疏导，帮助患者从痛苦中解脱出来，树立起战胜癌症的信心，接受并配合治疗。

第三，要注意患者饮食调养，为患者提供可口美味、易消化、富有营养的饮食。患者在手术后放疗、化疗过程中，体力、食欲下降，饮食调配尤为重要，它可提高机体的免疫力和抗癌能力，有利于康复。

第四，在接受治疗中，患者十分痛苦，有的患者可能会脾气很大，家属要忍耐和理解，分担患者的痛苦，尤其在患者病情恶化甚至无望时，家属更应给患者以心理上的安慰和精神上的支持。

第五，癌症治疗是一个长期的过程，除了治疗期外，还要定期去医院检查，家属要配合患者完成每次随访。

癌症患者的内心是脆弱的，他们需要更多方面的鼓励与支持。生活上的细节，也可能关系到病情的好坏。

七、鼻咽癌患者的中医心理疗法与康复

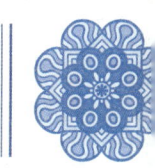

（一）静心安神法

中医非常重视"精神内守"在疾病防治中的作用，《黄帝内经》强调人的心态应为"恬淡虚无"，静心安神法与现代的冥想、自我调解、全身松弛等有类似的地方。静心安神法通过静坐或静卧，内忘思虑，外息境缘，跳出三界外，不在五行中，不为病痛所困扰，使精神清净内守，"真气"自然而从，病气日渐衰落。古代很多医案对忧思劳神过度等导致的疾病，常用静心安神法使疾病获愈。

本法让患者独处一室，要求其内心平静如水，抛除一切杂念，达到"恬淡虚无，真气从之，精神内守"的状态，调动体内"真气"驱逐病气。

（二）言语开导法

本法常用于肿瘤初诊初治阶段，通过语言向患者解释疾病的发生发展、病情的严重程度等，想方设法消除患者紧张、恐惧及消极的心理，增强其战胜疾病的信心，积极配合治疗。同时耐心倾听患者的心声，启发患者倾吐内心的苦闷，进行心理疏导，可治疗情志不畅导致的失眠、心悸、抑郁等症。在采用本法时应注意营造安静的治疗环境、融洽的气氛，取得患者的信任，让患者有安全感，同时应保守患者的秘密。

（三）移情易性法

中医的移情易性法又称"移精变气法"，是指通过语言和行为转移患者对疾病的注意力，从而达到调节气机、使精神安定、治疗疾病的目的。通过改变患者内心爱恋与忧虑的指向性，使其情感转移到其他的人或物上，称为"移情"；通过交谈等方式，排除内心的焦虑，改变错误的认识、不良的生活习惯等，称为"易性"。《魏书·崔光传》曰"取乐琴书，颐养神性"，《理瀹骈文》指出"七情之病者，曰：看书解闷，听曲消愁，有胜于服药者矣"，琴棋书画、音乐、歌剧、舞蹈、旅游、垂钓、养花等皆可移情易性，陶冶性情，达到防治肿瘤的目的。

行者篇

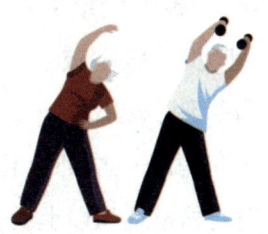

按时作息,精神饱满
适当文娱,愉悦身心
合理锻炼,逐步康复

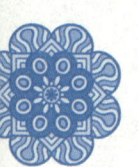

一、按时作息，适时养生

国内外多项研究表明，成年人每天要保证 6～8 小时的高质量睡眠。如果睡眠每被剥夺 3 小时，体内的淋巴细胞数量就会减少 20%，从而使免疫力受到人为的损害。人的一生有 1/3 时间是在睡眠中度过的，故保持睡眠的质量对提高机体免疫力非常重要。因此，为了健康和减少癌症的发生，人们平时应注意按时入睡，保证睡眠时间。

中医经典《素问·四时调神大论篇》就指出，正常养生应该遵守"春三月，……夜卧早起，广步于庭，被发缓形，以使志生……；夏三月……夜卧早起，无厌于日，使志勿怒……；秋三月……早卧早起，与鸡俱兴，使志安宁……；冬三月……早卧晚起，必待日光，使志若伏若匿……"防治鼻咽癌，人们要尽量遵循以上的休息时间，保证 6～8 小时的睡眠时间，保证睡眠质量，如果可以来个子午觉，更加可以保持精神饱满。

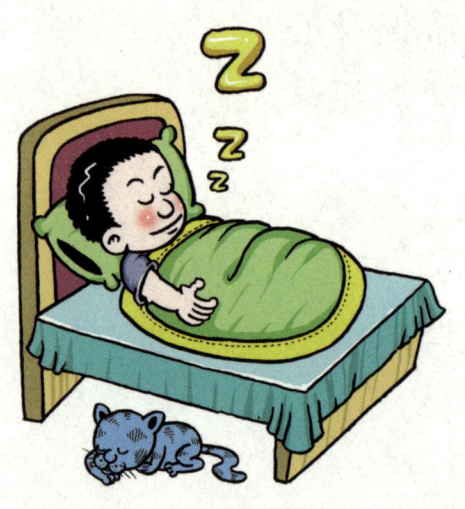

对于防治鼻咽癌来说，作息时间的把握尤为重要，长期睡眠不足或不按时作息可能是患鼻咽癌的一个重要因素。优质的睡眠有利于身体各项机能的恢复。专家建议，最佳的休息时间是晚上 11 点之前。

现代医学认为不按时作息，长期熬夜对身体伤害很大。因为人若经常熬夜容易疲劳、精神不振，人体的免疫力也会跟着下降。不规律的睡眠及压力，会影响内分泌代谢，造成皮肤水分流失，容易导致皱纹出现、皮肤暗淡、长暗疮、黑眼圈加重等。如果长期熬夜，更会慢慢地出现失眠、健忘、易怒、焦虑不安等神经、精神症状。过度劳累使身体的神经系统功能紊乱，引起体内主要的器官和系统失衡，比如发生心律不齐、内分泌失调等。

二、适量运动

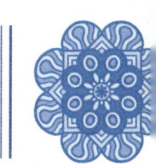

生命在于运动。正常的劳动与运动，有利于气血流通，增强体质；必要的休息可以消除疲劳，恢复体力和脑力，有利于健康。过度的运动或过度的安逸，都可能是引起疾病的原因。科学家研究发现，在同一年龄组，坚持体育锻炼的人得癌症的概率仅为缺乏体育锻炼者的1/9。专家认为，每天参加10～15分钟的体育锻炼，能使人体免疫力增强，其抵御癌症的能力也增强。运动贵在适量、有恒、有序、有度。要多做有氧运动（如散步、慢跑、骑自行车、游泳等），少做无氧运动（如剧烈运动、爆发运动等），以保持良好的体质和免疫功能。

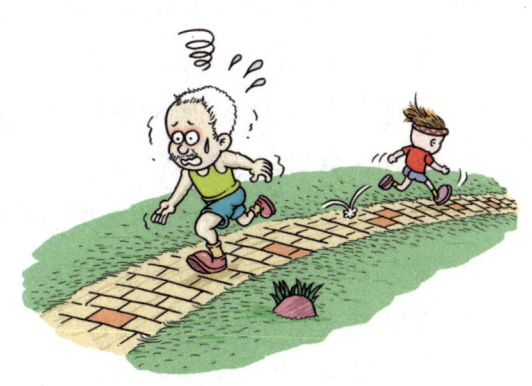

美国医学会防癌协会建议人们每周至少参加体育锻炼2～3次，每次至少半小时，剧烈程度以能忍受、不感到过分疲劳为宜。运动锻炼能激活肿瘤患者的自身免疫系统，提高患者自然抗癌能力，有效地改善肿瘤患者的压抑状态。因此，适量运动对肿瘤患者的康复是非常有益的。

鼻咽癌患者如何进行运动锻炼呢？需要注意如下几点。

第一，必须根据年龄、病情和体质，选择适宜的运动项目、运动强度和运动时间。

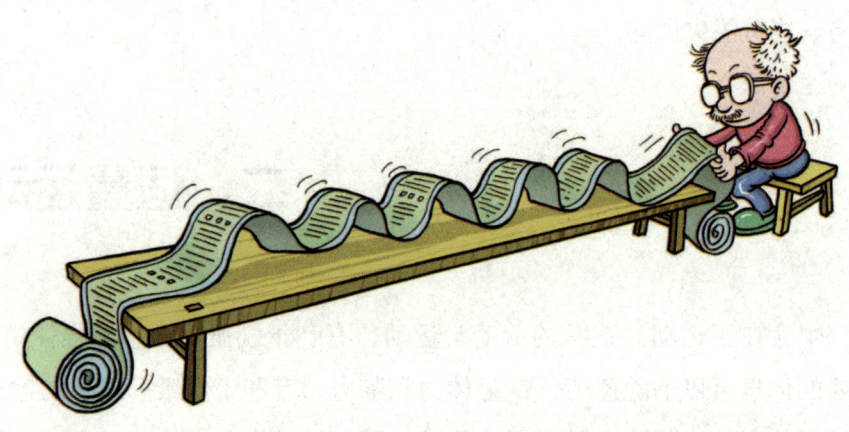

第二，持之以恒，长期坚持。运动疗法对鼻咽癌的康复具有一定效果，但亦并非一日之功，只有长期坚持才能收到预期的效果。尤其进行八段锦、太极拳等运动锻炼时，坚持不懈方能取得疗效。

第三，在拟订运动疗法计划时，要特别注意对于病情不同的患者，应充分考虑疾病与治疗所造成的后果，而区别对待。

第四，鼻咽癌患者的运动可分为三个阶段。第一阶段：卧床的患者可以做一些不费太多力气的简单动作或卧位气功锻炼，各种形式有节律的重复动作都可以提高肌肉的力量。第二阶段：当患者能够起床活动时，可以适当地进行散步、站位气功等锻炼，增加运动强度，提高体力储备，为恢复正常活动创造条件。第三阶段：当患者完全不用卧床休息时，可以逐步增加运动量，延长散步的距离和时间，进行太极拳等的锻炼，以便增强体质，促进恢复。

三、适宜的运动方式

随着肿瘤研究的进展,对肿瘤的治疗方法也不断增多。但基本都离不开两个方面,即用手术、放疗、化疗等清除病灶;用中药、免疫疗法来改变机体内环境,增强抵抗力。这些治疗方法都是靠医生从外部给患者以物质的治疗方式实现的,未能对患者自身因素进行调整。

肿瘤患者如果长期卧床,身体处于废用状态,会使关节僵直,肌肉萎缩。卧床时间越长,恢复体力所需的时间也越长。在此情况下,可以让患者循序渐进地在床上做些适合于自己体力和耐力的锻炼。当病情好转并可以下床活动时,则可进行活动量稍大的锻炼。家属也可以帮助患者活动关节以防止关节僵硬水肿、褥疮等。这样可使肌肉不至于萎缩,关节不至于僵硬。还可减轻骨脱钙,防止褥疮和血栓形成,并使患者增进食欲,远离疾病。

八段锦、太极拳、五禽戏也都可以防治肿瘤,促进患者的康复,它们不仅重视对患者心理因素的调整,同时强调通过自我精神调节,调动人体生理潜力,起到强身治病为人类造福的作用。因此,肿瘤患者如能正确对待自己的疾病,能较好地掌握一些中医保健操的要领进行锻炼,并与其他疗法相结合,对减轻症状、缓解精神紧张、消除焦虑情绪、促进食欲、增 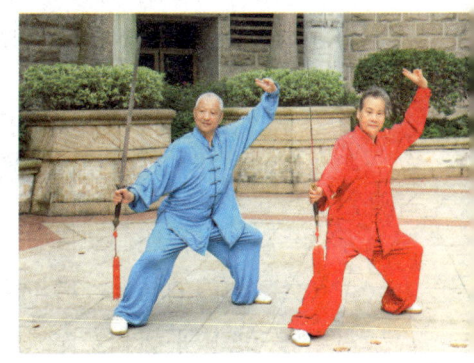 强体质、提高机体免疫力等是非常有益的。身心健康状况的改善有利于机体对肿瘤的控制和转化。从这一角度出发,太极拳、八段锦、五禽戏疗法是值得大力提倡的。

具体运动的类型可以根据个人的具体爱好、具体情况加以选择。

（一）散步

适合于除卧床以外的各种肿瘤患者，因运动量小且简便易行，尤其适合于刚手术后，放疗、化疗期间及体弱年老患者的锻炼。散步可使人心情恬静，精神愉快，气血冲和。我们提倡鼻咽癌患者要养成散步的良好习惯，每日步行 30 分钟左右，坚持下去，必有好处。

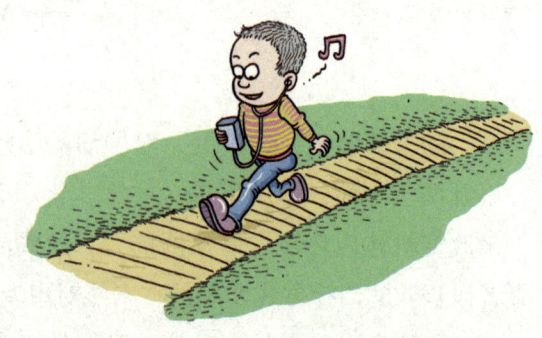

（二）钓鱼

对于身患重疾的肿瘤患者来说，垂钓可促进身心健康，它使人既紧张专一、心情舒畅，又动静结合，能起到药物所不及的作用。

（三）登山

肿瘤患者在力所能及的情况下，适当地进行登山活动，对于提高身体素质，放松精神，开阔视野，克服悲观情绪，树立与肿瘤拼搏的顽强意志都极为有益。

（四）站式八段锦

如果你还行动自如，那不妨学习一下八段锦，体会动与静的结合，形与神的统一，身体舒展，气机流畅，心中平静和安详。以下是八段锦的练习要领。

1. 站式八段锦口诀

双手托天理三焦，左右开弓似射雕，调理脾胃须单举，五劳七伤往后瞧。摇头摆尾去心火，两手攀足固肾腰，攒拳怒目增气力，背后七颠百病消。

2. 站式八段锦练法

（1）双手托天理三焦。自然站立，两足平开，与肩同宽，含胸收腹，腰脊放松。正头平视，口齿轻闭，宁神调息，气沉丹田。双手自体侧缓缓举至头顶，翻转掌心向上，用力向上托举，足跟亦随双手的托举而起落。托举数次后，双手翻转掌心朝下，沿身体前方缓缓按至小腹，还原。重复做8次。

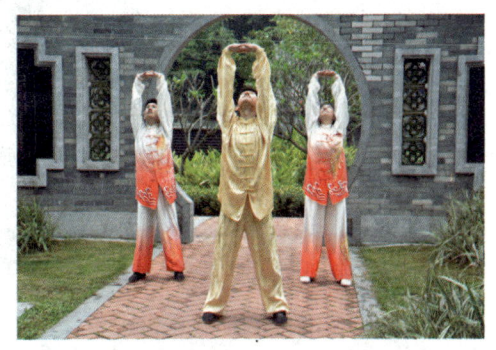

（2）左右开弓似射雕。自然站立，左脚向左侧横开一步，身体下蹲成骑马步，双手虚握于两髋之外侧，随后自胸前向上画弧提于与乳头水平一样的高度。右手向右拉至与右乳头水平一样的高度，与乳距约两拳许，就像拉紧弓弦，开弓如满月；左手捏剑诀，向左侧伸出，顺势转头向左，视线通过左手食指凝视远方，意如弓箭在手，蓄势待发。稍作停顿后，随即将身体提起，顺势将两手向下画弧收回胸前，并同时收回左腿，还原成自然站立。此为左式，右式反之。左右调换各练习8次。

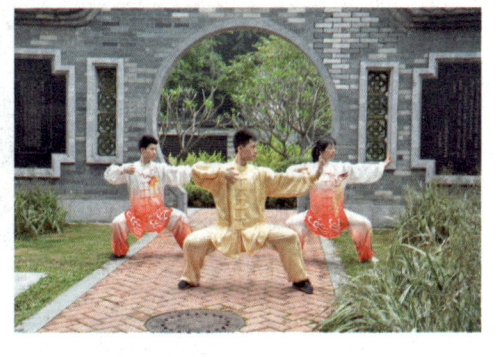

（3）调理脾胃须单举。自然站立，左手缓缓自体侧上举至头，翻转掌心向上，并向左外方用力举托，同时右手下按呼应。举按数次后，左手沿体前缓缓下落，还原至体侧。右手举，左手做按压动作。重复做8次。

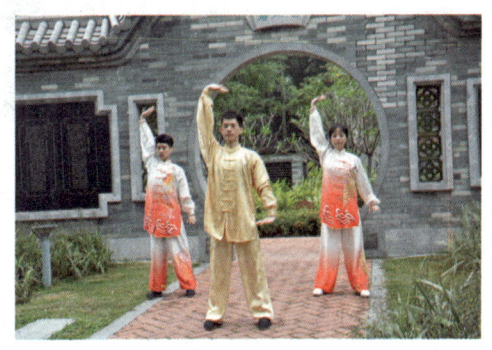

（4）五劳七伤往后瞧。自然站立，双脚与肩同宽，双手自然下垂，宁神调息，气沉丹田。头部微微向左转动，两眼目视左后方，稍停顿后，缓缓转正，再缓缓转向右侧，目视右后方稍作停顿，转正。重复做8次。

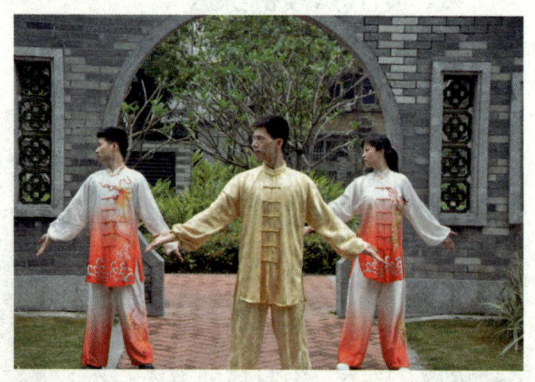

（5）摇头摆尾去心火。两足横开，双膝下蹲，成骑马步。上体前倾，稍向前探，两目平视，双手反按在膝盖上，双肘外撑。以腰为轴，头脊要正，将躯干画弧摇转至左前方，左臂弯曲，右臂绷直，肘臂外撑，头与左膝呈一垂线，臀部向右下方撑劲，目视右足尖；稍停顿后，随即向相反方向，画弧摇至右前方。重复做8次。

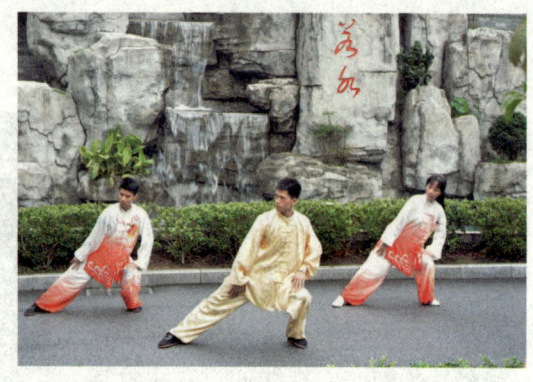

（6）两手攀足固肾腰。松静站立，两足平开，与肩同宽。两臂平举自体侧缓缓抬起至头顶上方，翻转掌心朝上，向上做托举劲。稍停顿，两腿绷直，以腰为轴，身体前俯，双手顺势攀足，稍作停顿，将身体缓缓直起，双手顺势起于头顶之上，两臂伸直，掌心向前，再自身体两侧缓缓下落于体侧。重复做8次。

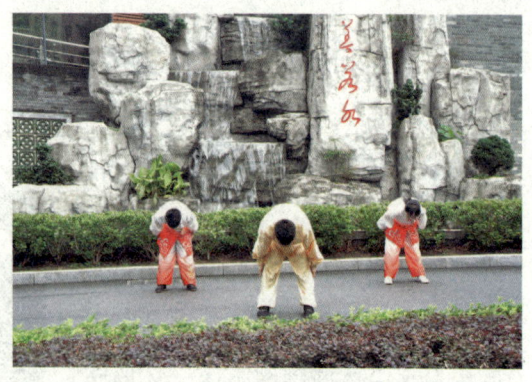

（7）攒拳怒目增气力。两足横开，两膝下蹲，呈骑马步。双手握拳，拳眼向下。左拳向前方出击，顺势头稍向左转，两眼通过左拳凝视远方，右拳同时后拉。与左拳出击形成一种争力。随后，收回左拳，击出右拳，要领同前。重复做8次。

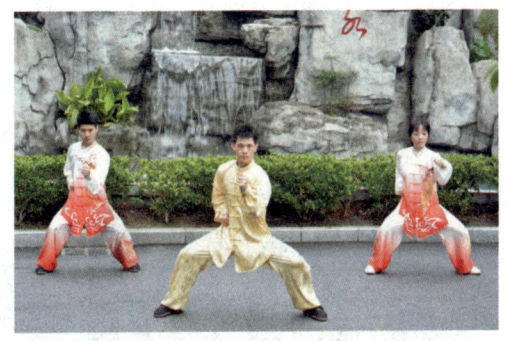

（8）背后七颠百病消。两足并拢，两腿直立，身体放松，两手臂自然下垂，手指并拢，掌指向前。随后双手平掌下按，顺势将两脚跟向上提起，稍作停顿，将两脚跟下落着地。重复做8次。

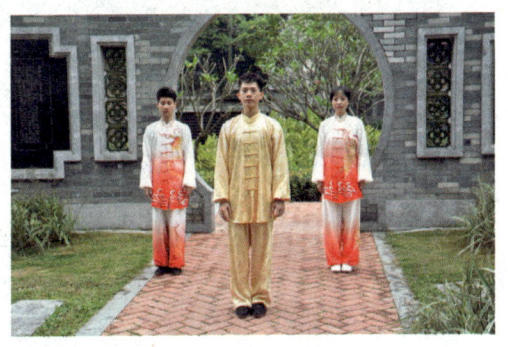

（五）五禽戏

五禽戏，五禽戏是一种中国传统健身方法，又称"五禽操""五禽气功""百步汗戏"等，是通过模仿虎、鹿、熊、猿、鸟（鹤）五种动物的动作，以保健强身的一种气功功法。相传为华佗在前人的基础上创造的，故又称华佗五禽戏。五禽戏是中国民间广为流传的，也是流传时间最长的健身方法之一，其健身效果被历代养生家称赞，能治病养生，强壮身体。据传华佗的徒弟吴普因长年习练此法而达到百岁高龄。1982年6月28日，卫生部、教育部和当时的国家体委发出通知，把五禽戏等中国传统健身法作为在医学类大学中推广的"保健体育课"的内容之一。2003年国家体育总局把重新编排后的五禽戏等健身法作为"健身气功"的内容向全国推广。练习时，可以单练一禽之戏，也可选练一两个动作。单练一两个动作时，应增加锻炼的次数。

五禽戏是一种外动内静、动中求静、动静具备、有刚有柔、刚柔相济、内外兼备的仿生功法。锻炼时要注意全身放松、意守丹田、呼吸均匀，做到外形和神气都要像五禽。肿瘤患者常练五禽之戏，可活动腰肢关节，壮腰健肾，疏肝健脾，补益心肺，从而达到祛病延年的目的。但切忌不可过于疲劳，以出汗为标准，适可而止。

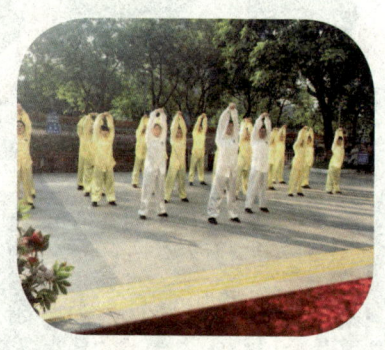
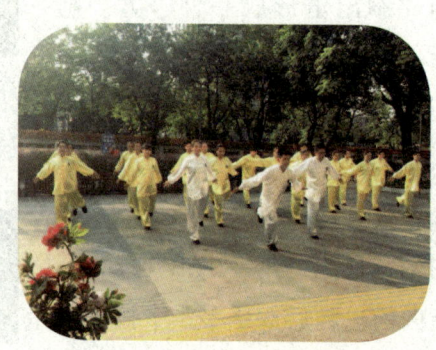

五禽戏的动作要领及功用

分类	模仿神态表现	基本动作	功用
熊戏	如熊样浑厚沉稳，表现出撼运、抗靠步行时之神态，笨重中寓轻灵	熊步势，撼运势，抗靠势，推挤势	加强脾胃，增强体力
鹤戏	仿其昂然挺拔，悠然自得，表现出亮翅、轻翔、落雁、独立之神态	鹤步势，亮翅势，独立势，落雁势，飞翔势	增强肺呼吸，调运气血，疏通经络
虎戏	目光炯炯，摇头摆尾，扑按，转斗，表现出威猛神态，要刚劲有力，刚中有柔，刚柔并济	虎步势，出洞势，发威势，扑按势，搏斗势	填精益髓，强腰健肾
鹿戏	如鹿样心静体松，姿态舒展，表现其探身、仰脖、奔跑、回首之神态	鹿步势，挺身势，探身势，蹬跳势，回首势	舒展筋骨
猿戏	仿其敏捷好动，表现出纵山跳涧、攀树蹬枝、摘桃献果之神态	猿步势，窥望势，摘桃势，献果势，逃藏势	肢体灵活

（六）太极拳

太极拳是中华民族辨证的理论思维与武术、艺术、引导术、中医等的完美结合，以中国传统儒、道哲学中的太极、阴阳辨证理念为核心思想，集颐养性情、强身健体、技击对抗等多种功能为一体，是高层次的人体文化。作为一种饱含东方包容理念的运动形式，其习练者针对意、气、形、神的锻炼，非常符合人体生理和心理的要求，对人类个体身心健康以及人类群体的和谐共处，有着极为重要的促进作用，对于慢性病患者尤其适合。

1. 肿瘤患者练习太极拳的优点

肿瘤患者选择太极拳作为运动锻炼的方式有如下优点。

一是对体力要求不高。太极拳动作柔和，锻炼后患者劳而不累，不仅利于肢体关节保健，还对胃肠道、肌肉神经以及大脑有保健作用。

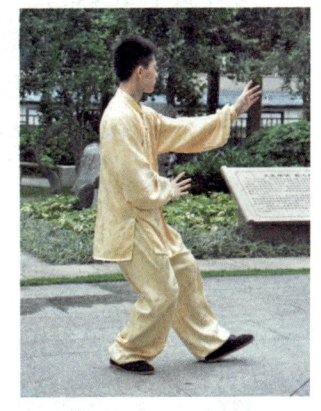

二是提高免疫力。肿瘤患者的康复，不但需要良好的体质，还需要有良好的心态，而打太极拳不仅锻炼了身体，还陶冶了性情，使身心得到极大放松，增强自身免疫力，进而阻止和延缓病程进展。

三是帮助恢复。肿瘤患者的初期康复锻炼，是在放疗和化疗后人体极度虚弱的情况下进行的，不能疲劳过度。通过太极拳"意动身随""意到劲到""以意导气"的意识体操，慢慢调整患者的生理功能，从而增强体质，提高抗病能力，以达到强身康复的目的。

2. 练习太极拳的时间、程度要适宜

练太极拳，以旭日东升、凉露未收之时，在室外山间、田野、河畔、园林、庭院等空气清新的场所最为适宜。掌握好运动量，以精神好转、食欲增加、睡眠安宁为适合的标准。

3. 练太极拳的基本要领

（1）轻柔松静。太极拳动作讲究松静柔和，防止动作僵硬、紧张和拘束。只有全身放松，才能达到心静神安。

（2）连贯圆活。太极拳从起势到收势的每个动作都相互连成一气，前后连贯，如环无端。太极拳中的四肢和身体运转路线要求圆形、弧形，不可直线往来或曲折上下。手脚的姿势也不应过于挺直或屈曲，而要经常略弯曲，连贯轻柔地保持类似圆形的饱满姿态。

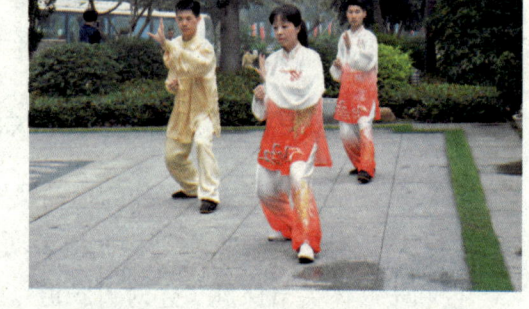

（3）意与行随。每项运动的锻炼都要求与意念配合。要求做到"刻刻在心，意随身移"。即所谓思想不停，动作不停，连绵不断。

（4）练拳姿势。练太极拳时身体要中正安舒，也就是姿势和动作都合乎生理的自然规律，不应勉强，不要做作。太极拳强调以腰为主宰，"刻刻留意在腰间"，稳定重心，以腰部带动四肢。

（5）动作速度。太极拳的动作要求缓慢均匀，连绵不断，"迈步如猫行，运动如抽丝"。

（6）配合眼神。根据动作的不断变化，视线也随身体的姿势和手的方向不断变化，可以使意念集中，心神不乱。

四、尝试度假休闲

（一）度假休闲有助于释放不良情绪

众所周知，癌症患者由于疾病的折磨和家庭、经济等因素的影响，大多内心苦闷、烦躁、悲观、绝望，这些不良情绪对于疾病的康复和治疗都会产生不良的影响。适当的度假休闲可以转移患者注意力、放松身心，使上述不良情绪释放出来，有助于提升自身的免疫功能，从而增强免疫系统对癌细胞的杀伤作用，有助于疾病的康复。

（二）度假休闲能提升癌症治疗的效果

以往大家都认为正在接受放疗、化疗、靶向药物和中医药治疗的患者不适合"跑来跑去"，应该多休息，要在家里静养。但是近年来随着"生理—心理—社会"医学模式的推广，越来越多的人赞同患者进行度假休闲，在药物治疗期间合理地安排度假计划，可以让患者更好地融入社会和周围的群体，敞开心扉，这种药物加心理治疗的模式有助于患者的康复，能够提升治疗的效果。

（三）度假休闲体现了医学人文理念

我们既希望患者通过治疗活得更长、活得更好，又能够有尊严、有质量地活着，能够实现人生的价值，"生命的宽度比长度更加重要"。通过度假休闲，患者能够接触风土人情、名人轶事、人文景观，还可钓鱼、赏花、唱歌跳舞，这些都体现着人文的理念，对于癌症患者的身心康复是非常有利的，同时能让患者以更加积极的心态面对疾病，增强战胜病魔的决心。

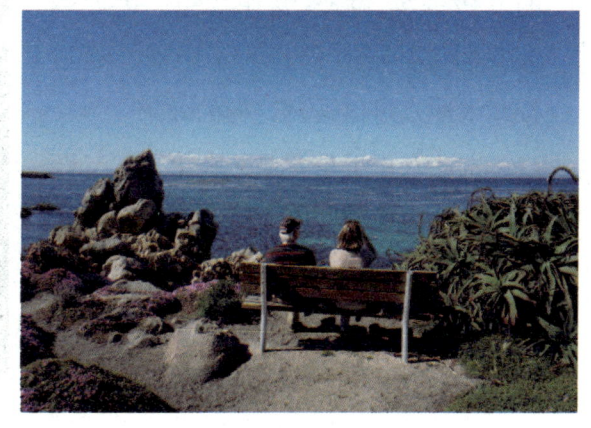

五、四季养生保健要穴

中医强调"天人相应、道法自然",我们的饮食起居、情志、运动等均应"顺应四时",也就是根据春、夏、秋、冬四季的特点选择不同的养生保健方法。下面简要介绍四季养生保健要穴,只要坚持按摩或艾灸,是能够起到防病治病、强身健体作用的。

(一)春季的保肝要穴——太冲

一年之计在于春,春季是万物生发的季节,在五行中属木,气候多风,与五脏中的"肝"相应,我们应当好好积蓄"生"的力量,为一年的好身体打下坚实的基础。《黄帝内经》云"肝喜调达而恶抑郁",鼻咽癌的发病也与"肝"密切相关,因此春天我们应让肝气舒畅而不阻滞,通过按摩太冲穴可以达到这样的效果。

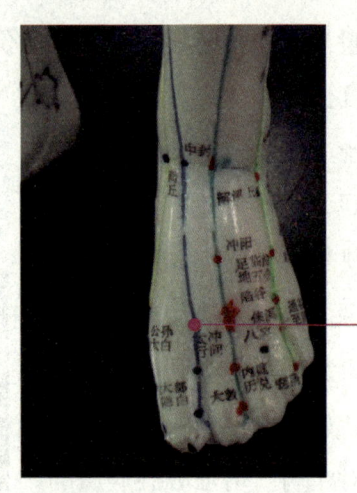

太冲

太冲穴位于足背侧,在第一、二跖骨结合部之前的凹陷处,是足厥阴肝经的输穴。推荐每天早晨起床按摩太冲穴3~5分钟,晚上睡觉前先用热水泡脚,之后再按摩3~5分钟。

(二)夏季的养心要穴——阴陵泉

夏季是万物生长最旺盛的季节,在五行中属火,气候多为暑热夹湿,与五脏中的"心"相应。大家对夏季最直观的感受就是"热""潮湿",而人体也最容易被暑湿之邪损伤,导致耗气伤阴,因此夏季我们应保持自身气血调和,通过按摩阴陵泉穴可以达到这样的效果。

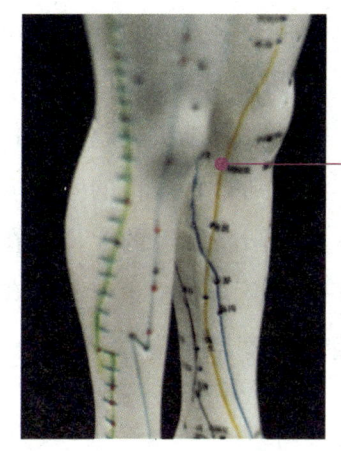
——阴陵泉

阴陵泉穴位于小腿内侧,胫骨内侧下缘与胫骨内侧缘之间的凹陷中,是足太阴脾经的合穴。推荐每天早晚按摩阴陵泉穴3分钟,可以起到健脾利湿的作用,防止暑湿之邪的侵扰。

(三)秋季的护肺要穴——迎香

秋季是收获的季节,在五行中属金,气候干燥,与五脏中的"肺"相应,"肺开窍于鼻",它与鼻咽癌的发病关系最为密切。我们常说"秋收冬藏",秋天万物开始凋零、枯萎,如果人体不顺应季节的变化,不懂得收敛,阳气依然外泄,就容易受到燥邪的侵袭,表现为鼻塞、流血涕、咳嗽等症状,严重者甚至会导致鼻咽癌的发生。

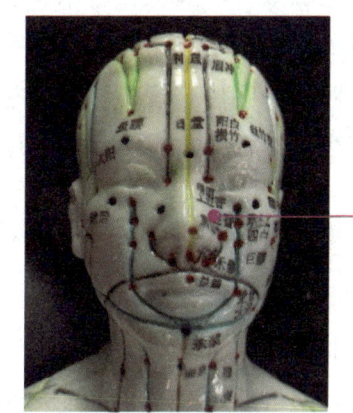
——迎香

迎香穴位于鼻翼外缘中点旁,在鼻唇沟中,是手阳明大肠经的穴位,按摩它可润滑鼻腔、宣通鼻窍,常用于治疗鼻炎、嗅觉减退,对鼻咽癌也有一定治疗作用。推荐每日按摩迎香穴3~5分钟,按摩应沿鼻翼向上推或反复旋转按压。

(四)冬季的补肾要穴——肾俞

冬季在五行中属水,气候寒冷,与五脏中的"肾"相应。冬主收藏,万物蛰伏,人体也应当顺应大自然的规律积蓄正气,固护肾阴与肾阳，只有冬季收藏的好，来年才能生机勃勃，如此自然能延年益寿。大家可以通过艾灸或按摩肾俞穴的方法达到补肾藏精的效果。肾俞穴为足太阳膀胱经的穴位，在第二腰椎棘突旁开1.5寸处。推荐每日艾灸或按摩双侧肾俞穴各3～5分钟。

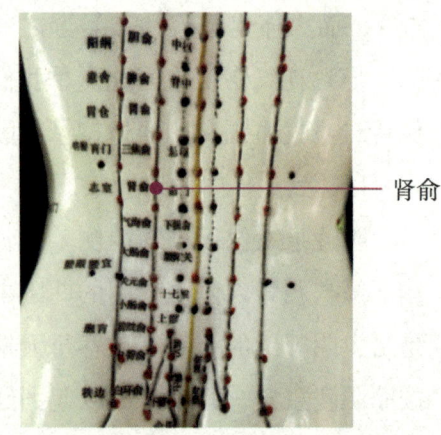

肾俞

六、听音乐有益鼻咽癌康复

说起音乐，大家肯定都不陌生；但是说起音乐疗法，很多人可能会质疑它的效果。其实，音乐是全人类的共同语言，它能够挖掘出我们心灵深处的情感，不论男女老少、贫贱富贵都能从音乐中获得愉悦与感悟。对于鼻咽癌来说，除了放疗、化疗、靶向、中医药等治疗手段，音乐疗法也不可小觑的，下面为大家介绍一下五音音乐。

（一）什么是五音音乐

五音是指角、徵、宫、商、羽五个不同调式的音乐，《黄帝内经》将五音和五行（木、火、土、金、水）相配，同时通过正调、太调和少调之别，通过五音治疗不同的疾病。

1. 角调

角调在五行属木，以角音（咪音）为主音，在五脏合肝，具有条达肝气、畅通气机的作用。

2. 徵调

徵调在五行属火,以徵音(嗦音)为主音,在五脏合心,具有补益心阳、温通血脉的作用。

3. 宫调

宫调在五行属土,以宫音(哆音)为主音,在五脏合脾,具有健脾和胃、升降气机的作用。

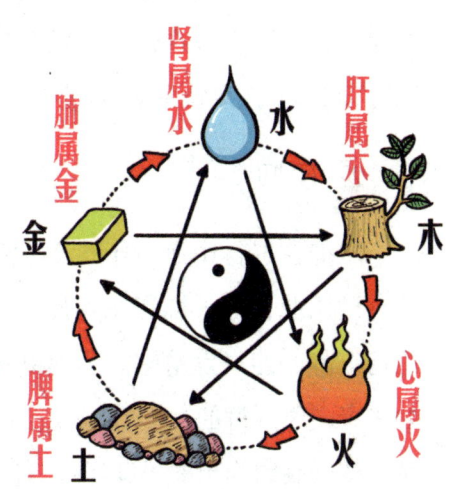

4. 商调

商调在五行属金,以商音(来音)为主音,在五脏合肺,具有宣降肺气、清热养阴的作用。

5. 羽调

羽调在五行属水,以羽音(啦音)为主音,在五脏合肾,具有补肾封藏的作用。

(二)五行音乐如何调节人的心情

五音与调理情志密切相关,音乐能养生、治病,已被中外许多学者公认,尤其是中国古典音乐,曲调温柔,音色平和,旋律优美动听,能使人忘却烦恼,从而开阔胸襟,促进身心健康。依据上述原理,可采用以下方法调畅情志。

1. 浮躁

浮躁在五行中属"火"。浮躁的人做事爽快,爱夸夸其谈,争强好胜。平时未发作时,应引导其积极的一面,听些徵调的音乐,如《步步高》《狂欢》《卡门序曲》等。这类乐曲激昂欢快，符合这些人的性格，能使人奋进向上。在情绪浮躁时，则应用水来克制，听些羽调的音乐，如《梁祝》《二泉映月》《汉宫秋月》等，缓和、制约、克制浮躁情绪。

2. 压抑

压抑在五行中属"土"。压抑的人多思多虑，多愁善感。平时应多听宫调乐曲，如《春江花月夜》《月儿高》《月光奏鸣曲》等。这些曲目悠扬沉静，能抒发情感。当遇到挫折、痛苦压抑时，应听角调的音乐，如《春之声圆舞曲》《蓝色多瑙河》等。此类乐曲生机蓬勃，能以肝木的蓬勃朝气制约脾土的极度压抑，使患者从痛苦抑郁中解脱出来。

3. 悲哀

悲哀在五行中属"金"。悲痛时，应听商调乐曲，如《第三交响曲》《嘎达梅林》《悲怆》等，能发泄心头郁闷，摆脱悲痛，振奋精神。对于久哭不止、极度悲伤的患者，应听徵调的音乐，如《春节序曲》《溜冰圆舞曲》《闲聊波尔卡》等，其旋律轻松愉快、活泼，能补心平肺，摆脱悲伤与痛苦。

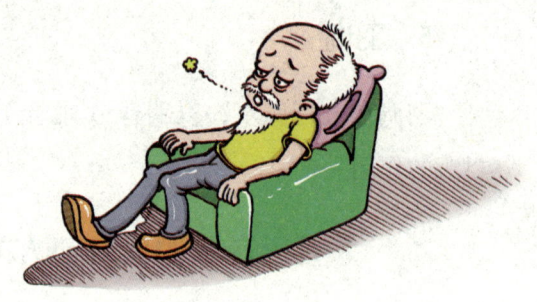

4. 愤怒

愤怒在五行中属"木"。愤怒生气时，应多听角调乐曲，疏肝理气，如《春风得意》《江南好》等。在愤怒至极、大动肝火时，应听商调的乐曲，如《自新大陆》《威风堂堂》等，以佐金平木，用肺金的肃降制约肝火的上亢。

5. 恐惧

恐惧在五行中属"水"。人的恐惧多因遇到大的挫折及精神创伤而对生活失去信心，故必须以欢快、明朗的徵调乐曲，如《轻骑兵进行曲》《喜洋洋》，中国的吹打乐，补火制水，重新唤起对美好未来的希望。

（三）如何进行音乐治疗

音乐疗法对设备和环境条件要求较低，只要能够有一台播放音乐的设备（如电脑、手机、音响等），在一个相对安静的环境，就可以开展音乐治疗。根据五音（角、徵、宫、商、羽）分别对应五行（木、火、土、金、水）这一原则，遵照五行相生相克，对不同的鼻咽癌患者选择不同的音乐进行治疗。

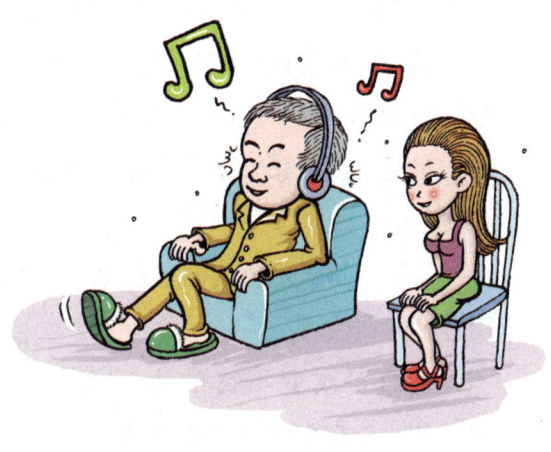

比如对于情绪压抑、低落的患者，考虑其五行属土，应当选择五行属木的角调音乐《姑苏行》《蓝色多瑙河》等生机蓬勃的音乐进行治疗，通过木之条达舒畅缓解脾土的压抑低落。在进行音乐治疗时，建议音量在70分贝以下，每天可进行1～2次，1次20～30分钟为宜。

七、癌症预防应当从哪些方面做起

目前国际上公认防癌措施是建立良好的生活方式，尽量避免食用具有致癌因素的食物，科学合理饮食等，具体应从以下几个方面做起。

第一，积极治疗癌前病变。对于鼻咽癌，就应积极预防鼻炎、咽炎及鼻咽黏膜溃疡，积极治疗和预防癌前病变的发生。

第二，保持良好的情绪。生活中应积极克服忧愁、悲伤、焦虑、痛苦、急躁的情绪，尽最大可能增加工作和生活中的欢乐，保持心情舒畅，避免过度劳累。学会与他人沟通交流，养成胸怀宽广、不计得失的品格。

第三，不吸烟，同时避免烟尘接触和吸入。少饮酒，特别应避免饮用过量的烈性酒。

第四，改变不良的生活习惯，如少吃腌制和煎炸的食物，多吃新鲜蔬菜水果，不吃发霉的食物，吃饭喝汤不要过热、过硬、过快，少吃具有刺激性的食物。不偏食，不暴饮暴食，食物要丰富多样，确保营养的均衡，控制脂肪和蛋白质的摄入。

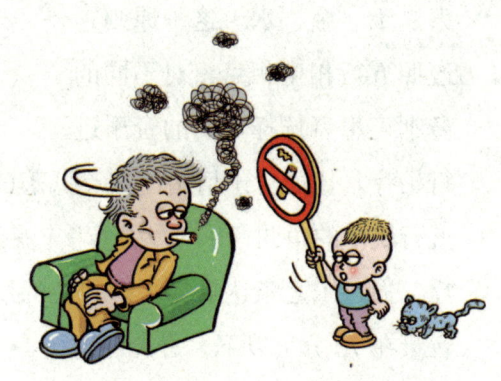

第五，做好"三废"处理，保护环境卫生。防治环境污染，妥善处理致癌物质。

注意通风，不要在封闭的环境中生活过长时间。不论是否安装空调，封闭式环境中的空气污染相当严重。每天至少要开窗通风1～2小时，通风的房屋对人体健康有益。

不要过度装修房屋，尽量选择安全的材料。装修中不要使用具有放射性的岩石或矿砂作为材料，不使用含有苯、四氯化碳、甲醛等致癌物质的油漆等。应在空气流通的情况下进行室内装修。装修结束后，要彻底通风至少1~2个月，使新装修的油漆味、胶水味、新家具的味道等彻底排出去。

第六，严格遵守操作规程，加强个人防护。从事与致癌物相关的职业人群，要尽量减少与致癌物质的接触时间，并做好定期的体检。

第七，提倡进行体育锻炼，增强体质和机体免疫力，提高抵抗癌症的能力。

第八，冰箱冷藏储存食物尽量不要超过7天，冷冻尽量不要超过1个月。

附　录
林丽珠教授教你如何煎中药

文 / 黎丽花　医学指导 / 林丽珠

"教授，这个中药要怎么煮？""教授，煎药是不是三碗水煎成一碗就好了？""教授，这个中药是一天吃一次，还是一天吃两次呢？""教

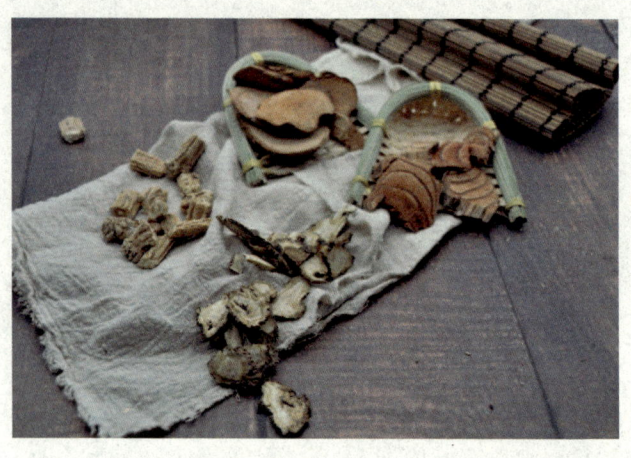

授，吃您的中药是不是不能吃鸡和萝卜啊？"煎煮汤药是由患者家属完成的，也是影响疗效的重要一环，无论在病房，还是在门诊，经常有人这么咨询。

"汤者，荡也，去大病用之。"虽然中医药是我们的国粹，但其实对于如何煎药，很多人还是不懂的，或者是一知半解的。究竟要如何煎药呢？煎煮中药时又有哪些技能需要注意呢？服用中药又有哪些需要忌口呢？林丽珠教授为你一一解答，指导你如何熬好中药，提高中医药的临床疗效。

附　录　林丽珠教授教你如何煎中药

如何选择煎药器皿？

林丽珠教授说：中药汤剂的质量，与选用煎煮器具密切相关。

李时珍《本草纲目》中提到："凡煎药，忌铜铁器。"砂锅是从古沿用至今的传统煎药器具，现在应用广泛的紫砂药壶不但保留砂锅的优点，而且加热速度更快，清洗更方便。

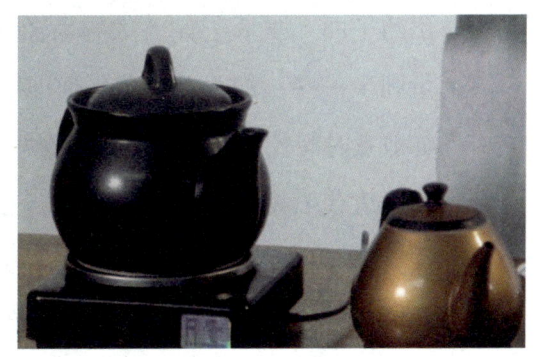

如何提前漂洗、浸泡中药？

有些患者常会像洗菜一样清洗中药，其实中药材一般无须淘洗。如要清洗，也只要用水漂洗一下即可，以防药材中的有效成分丢失。

中药煎煮前应先浸泡10～20分钟。若处方以植物药材为主的，浸泡5分钟即可；而以矿物、动物、甲壳类药材为主，浸泡时间可适当延长，但一般浸泡时间最长不超过30分钟。

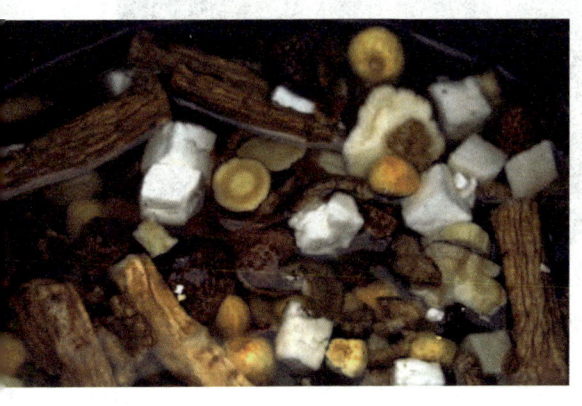

林丽珠教授特别提醒患者，浸泡时间不是越久越好，否则会引起药材变质。浸泡时多用凉水，甲壳类坚硬药材可适当用温水浸泡。

如何煎煮中药？

林丽珠教授说：一般一剂中药煎煮一次药材有效成分提取不完全，

故以煎煮两遍为佳。对于药量较大的处方，可再煎第三遍，尤其是滋补药以及材质较为坚实者。

煮第一遍时，把药物倒入药锅内摊平，加水浸透，轻压药材时水高出药平面1厘米左右（大约是轻压药材后对齐手的平面）。第二遍用水量则少一些，加水至中药平面即可。如药材质地坚实，加水量可稍多；如煎煮时间较短，水量淹没药物即可。

清代石寿棠曾说："欲其上升外达，用武火；欲其下降内行，用文火。"因此，煎煮药物的火候需要讲究。现一般采用先武火（大火）煮沸，水沸后改用文火（小火），此时开始计算煎煮时间。

古人云："制药贵在适中，不及则药效难求，太过则气味反失。"煮药和做饭一样，用心烹饪自然美味，用心煎煮才是良药。

一般为头煎30～60分钟，二煎30分钟左右。若为感冒药或清热药宜用武火，煮沸时间为15～20分钟即可，温服。若为补益药，煎煮时间可延长至60分钟左右，温服。最后的煎液量成人为200～300毫升，儿童为50～150毫升。煎煮好的中药要趁热滤出，避免有效成分沉淀在药渣上。

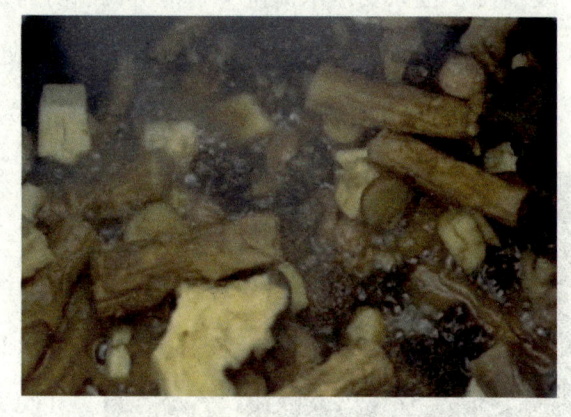

如不小心把药物煮干或煮焦了，不能再服，因为产生了一些有毒物质。

特殊药物煎煮有小贴士吗？

处方中有时会标注一些特殊药物的煎煮方法。

先煎：如煅龙骨、煅牡蛎、醋鳖甲、醋穿山甲、龟甲、石决明等矿物、贝壳、甲壳类药需加水用文火先煎30～60分钟，煎煮过程中经常搅拌以防粘锅。川乌、附子、草乌等一些毒性较大的药物，则需先煎1～2小时减毒，此时水量亦要适量增加，用后器具应反复擦洗，或煮过再用。

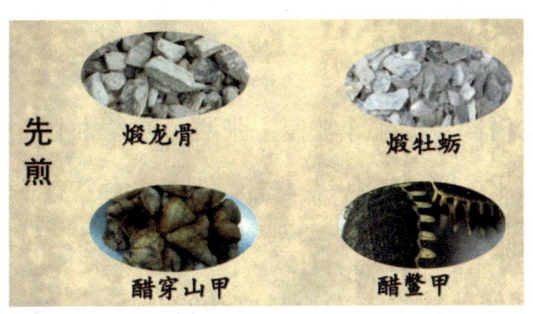

后下：如砂仁、豆蔻、鱼腥草、苦杏仁、徐长卿、木香、降香等药宜后下。在其他药煎煮以后，停火前将其纳入稍焗即可，尤其是芳香类药材，如木香、降香、砂仁等。

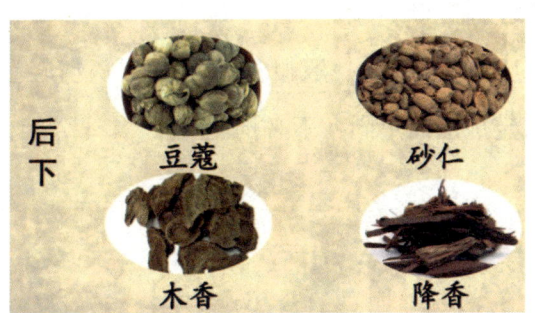

包煎：先将药物用纱布包好再放入药锅内。包煎主要是为了防止粘锅及刺激咽喉，包煎时药袋应尽量松一些。

烊化：阿胶、鹿角胶、龟胶、饴糖等需要另放入容器内隔水炖化后，再兑入其他药物同服；或直接用煎好的药液溶化后服用，注意要勤搅拌。

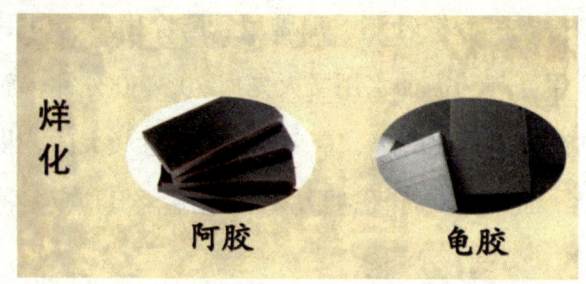

何时服药最相宜？

至于服药的时间，林丽珠教授主张两次煎煮的中药混合之后，分两次于两餐中间服用，即上午10点左右、下午3点左右各一次，以免空腹服药或饭前服药影响胃口。

服用中药期间，饮食方面应忌食生冷、油腻、辛辣，忌烟酒；黄疸、痈疽等忌食鱼、虾等腥膻食物；水肿患者忌食盐；贫血时忌饮茶；肿瘤患者除以上禁忌外，还忌食羊肉、狗肉。

以上所讲为中药服法的一般概述，有时因病情轻重、患者正气强弱、个别药方特定煎法而不同，不必拘泥。

后　记

目前肿瘤已经成为多发病、常见病，死亡率居高不下，严重危害人民的身心健康，给个人、家庭、社会带来沉重的经济负担，许多民众"谈癌色变"。防治肿瘤已成为世界医学领域乃至全社会亟须解决的重要问题和迫切任务。

全球癌症负担正以惊人的速度不断加重，世界卫生组织（WHO）《全球癌症报告2014》调查资料显示，2012年全球逾1 400万人罹患恶性肿瘤。专家预测：癌症将由2012年的1 400万人，逐年递增至2025年的1 900万人，到2035年，将可能达到2 400万人，即20多年时间将增加约七成，平均每8个死亡病例中就有1人死于癌症。而在我国，2015年肿瘤新发患者429.2万人，死亡人数已达281.4万人，肿瘤防治刻不容缓。

当前我国经济的快速增长与医疗发展不平衡，民众对肿瘤防治知识认识不充分，远远达不到卫生部在《中国癌症预防与控制规划纲要（2004—2010）》中提出的"对癌症主要危险因素的人群知晓率达到50%"的目标要求，常导致肿瘤患者未能得到及时的诊断和治疗，这些也为医患关系埋下隐患。

近年来，恶性肿瘤的预防、诊断、治疗有了长足的发展，广州中医药大学第一附属医院肿瘤中心主任林丽珠教授逐步创出一条立足中医、中西结合挑战癌症的新路，其团队摸索出益气除痰法治肺癌、保肝抑瘤法治肝癌、祛瘀解毒法治肠癌等治疗方案。广州中医药大学第一附属医院肿瘤中心从一片空白发展到如今拥有189张床位，在全国同行中处于领先地位，称得上华南地区首屈一指的临床重点专科。

为了普及肿瘤防治知识，林丽珠教授积极响应政府号召，时刻紧扣"肿瘤防治"这个时代命题，从多年的临床实践出发，带领众多弟子，集思广益、群策群力，历经3年，数易其稿，终成"健康中国——中医药防治肿瘤丛书"。

本套丛书从临床实践出发，理论联系实际，就肺癌、大肠癌、肝癌、鼻咽癌、食管癌、胃癌、胰腺癌、乳腺癌、卵巢癌、宫颈癌、前列腺癌、淋巴瘤等12种常见的癌种，从"医师"（医药防治）、"厨师"（食物防治）、"禅师"（心理防治）和"行者"（起居保健）四个方面，进行深入浅出的讨论，用生动有趣的语言，将深奥难懂的肿瘤防治知识变得通俗易懂，让民众可以更加科学地了解肿瘤防治知识。

本套丛书以科普为基础，以实用为目的，涵盖中西医防治肿瘤的各个领域，结合多年的临床实践，重点突出中医特色，将简单实用、独具特色、疗效显著的中医药诊疗技术科普化、通俗化，内容突出科学性、可读性，可供普通群众、医学生以及医务人员等参考。

本套系列丛书的编写分工如下：《三师而行，远离肝癌》林丽珠、肖志伟、陈壮忠，《三师而行，远离肺癌》林丽珠、余玲，《三师而行，远离大肠癌》林丽珠、肖志伟、左谦、余榕键，《三师而行，远离鼻咽癌》林丽珠、李佳殷，《三师而行，远离食管癌》林丽珠、张少聪、蔡陈浩、陈壮忠，《三师而行，远离胃癌》林丽珠、林洁涛、陈壮忠、付源峰，《三师而行，远离乳腺癌》林丽珠、胡蓉，《三师而行，远离胰腺癌》林丽珠、林洁涛、陈壮忠，《三师而行，远离宫颈癌》林丽珠、孙玲玲，《三师而行，远离卵巢癌》林丽珠、孙玲玲，《三师而行，远离前列腺癌》林丽珠、陈壮忠、朱可，《三师而行，远离淋巴瘤》林丽珠、张景涛、翟林柱。感谢国医大师邓铁涛教授为丛书赐序。感谢研究生黎丽花、邬谨鸿、安博等为丛书的编写提供了诸多协助。

编　者

2018年6月